CÓMO DEJAR EL CAFÉ Y LA CAFEÍNA PARA SIEMPRE

Descubre Cómo Dejar de Depender de la Cafeína por Completo

CASSIAN DIXON

© Copyright 2023 – Cassian Dixon - Todos los derechos reservados.

Este documento está orientado a proporcionar información exacta y confiable con respecto al tema tratado. La publicación se vende con la idea de que el editor no tiene la obligación de prestar servicios oficialmente autorizados o de otro modo calificados. Si es necesario un consejo legal o profesional, se debe consultar con un individuo practicado en la profesión.

- Tomado de una Declaración de Principios que fue aceptada y aprobada por unanimidad por un Comité del Colegio de Abogados de Estados Unidos y un Comité de Editores y Asociaciones.

De ninguna manera es legal reproducir, duplicar o transmitir cualquier parte de este documento en forma electrónica o impresa.

La grabación de esta publicación está estrictamente prohibida y no se permite el almacenamiento de este documento a menos que cuente con el permiso por escrito del editor. Todos los derechos reservados.

La información provista en este documento es considerada veraz y coherente, en el sentido de que cualquier responsabilidad, en términos de falta de atención o de otro tipo, por el uso o abuso de cualquier política, proceso o dirección contenida en el mismo, es responsabilidad absoluta y exclusiva del lector receptor. Bajo ninguna circunstancia se responsabilizará legalmente al editor por cualquier reparación, daño o pérdida monetaria como consecuencia de la información contenida en este documento, ya sea directa o indirectamente.

Los autores respectivos poseen todos los derechos de autor que no pertenecen al editor.

La información contenida en este documento se ofrece únicamente con fines informativos, y es universal como tal. La presentación de la información se realiza sin contrato y sin ningún tipo de garantía endosada.

El uso de marcas comerciales en este documento carece de consentimiento, y la publicación de la marca comercial no tiene ni el permiso ni el respaldo del propietario de la misma.

Todas las marcas comerciales dentro de este libro se usan solo para fines de aclaración y pertenecen a sus propietarios, quienes no están relacionados con este documento.

Índice

Prefacio — vii
Introducción — xiii

1. CONSUMO DEL CAFÉ EN EL AREA DE TRABAJO — 1
2. PASO 1: AFRONTÉMOSLO, TU TAMBIEN LO ESTAS BEBIENDO — 87
3. PASO 2: ADQUIERE ENERGÍA NATURAL, NO CAFEÍNA — 95
4. PASO 3: MEDITACIÓN, UN ALIADO ESPIRITUAL — 103
5. PASO 4: REEMPLAZAR, NO RENUNCIAR — 111
6. TRES TIPS ADICIONALES PARA EMPODERAR TUS ESFUERZOS — 133

Reflexiones finales/Conclusión — 139

Prefacio

¡Saludos a los amantes del café en la mano de obra activa! Yo soy uno de ustedes. Luchar con las tareas cotidianas en el trabajo es un reto, pero puede ser mucho más entretenido con la amable compañía de mi... capuchino. Su olor, su sabor y la pequeña pausa de diez segundos para tomar un sorbo y pensar: "¡Ah, esto es realmente refrescante!"

Actualmente trabajo como consultor en la industria farmacéutica y tengo formación en economía de la salud. Mi principal interés se centra en la psicología económica y los comportamientos relacionados con la salud, ya que he estudiado los efectos sobre la salud del tabaquismo, la inactividad física y el abuso de sustancias a lo largo del tiempo. Como resultado, decidí escribir un libro y ofrecer soluciones a las personas que tienen el mismo problema que yo tenía -en este caso, los adictos al café (o los que están a punto de convertirse en adictos) en el trabajo-, especialmente si esas personas trabajan en un entorno ansioso, estresante y extremadamente exigente.

Aunque la cafeína se consume en muchas formas diferentes, este libro se centra en el consumo de cafeína en forma de café (espresso, café con leche, capuchino, etc.) que es la bebida más consumida en el lugar de trabajo.

Personalmente, espero que este libro influya en tu relación con el café, te guíe y te muestre por qué el apotegma de Cleóbulo - "μέτρον ἄριστον", que significa "Todo con moderación" o "Nada en exceso"- es un principio común que, cuando se aplica, debería conducir a una vida feliz, entretenida y satisfactoria. Sí, es así de sencillo. A veces mi padre exagera diciendo: "Incluso un poco de veneno debería ser seguro para la salud".

A lo largo de la universidad, solía beber café mientras estudiaba, antes de los estresantes exámenes y con los amigos.

En la transición a la vida profesional, reflexioné sobre mí mismo y pensé: "¿Voy a beber café el resto de mi vida? Es más, ¿voy a aumentar su consumo cuando no me sienta productivo? ¿O cuando quiera sentirme bien, aunque sea temporalmente? ¿Y cuando quiera superar una situación de ansiedad?".

Esos pensamientos no iban a servir de nada. Me pregunté: "En la antigüedad, ¿necesitaron los grandes filósofos griegos como Platón, Sócrates y Aristóteles el café para completar proyectos majestuosos que impactaron a la humanidad?". ¡Claro que no!

Entonces, ¿por qué habría de hacerlo yo? ¿Por qué lo harías tú?

Dejé por completo de tomar café en el lugar de trabajo y ahora limito su consumo a cuando salgo con mis amigos y durante las actividades de ocio.

Lo increíble es que ya no necesito el café ni para despertarme ni para funcionar y ser productivo en el trabajo. Sólo quiero disfrutarlo con moderación, al igual que deberías disfrutar de tu chuletón en una barbacoa en casa de tu mejor amigo.

No hay mejor sensación que tomar el control de las cosas en tu vida. Ahora que he tomado el control de mi consumo de café, siguiendo los cuatro pasos específicos que se describen en este libro, puedo decir con absoluta certeza que me siento con más energía y satisfecho.

Este es el primer libro de autoayuda de la serie Healthy Workforce, cuyo objetivo es ayudar a las personas que trabajan a superar un problema crítico y mejorar su bienestar; en este caso, proporcionar orientación y motivación para controlar (o incluso dejar) el consumo de café como parte de su rutina normal en el trabajo. Aquí no hay trucos mágicos; ¡la disciplina y la sencillez son las claves del éxito! ¡La adopción de este programa, utilizando el proceso paso a paso que aquí se presenta, romperá su adicción al café y tendrá un resultado impactante en su vida!

Este libro no pretende evitar que alguien tome café. Se ha hablado mucho de ello en teoría, sin embargo, este libro proporciona consejos prácticos para aprender a controlar el consumo de café. Lo mejor sería dejar el café por completo, pero los agitados horarios del estilo de vida moderno hacen que a muchos trabajadores les resulte difícil hacerlo. De hecho, muchos de los lectores de este libro no estarán dispuestos a abandonar su hábito del café y, en su mayoría, sólo tratan de encontrar alguna forma de controlarlo. Por lo tanto, si le gusta beber café, ¡hágalo de la manera correcta!

En pocas palabras, este libro es ideal para las personas que:

- Están preocupadas por la cantidad de café que consumen en el trabajo y quieren tácticas sencillas y cotidianas para reducir su consumo.
- Les gusta el café y traten de consumirlo dentro de unos límites saludables.
- Son profesionales de los recursos humanos, gerentes o directores generales y quieren mejorar la cultura de su equipo en lo que respecta al hábito del café.
- Tienen un empleo y quieren informarse sobre los comportamientos asociados al consumo de café.

Me gustaría decir lo siguiente: Aunque este libro está dirigido principalmente a los problemas a los que se enfrentan los adultos cuando consumen cantidades excesivas de café en el trabajo, sigue habiendo ideas útiles para personas de cualquier edad. Si se encuentra entre los que ya han establecido -o temen establecer- una adicción y quiere disfrutar del café sin sufrir los desagradables efectos secundarios de este.

Introducción

La cafeína (especialmente el café) es uno de los alimentos y bebidas más consumidos en el mundo. La cafeína tiene una larga historia de uso y los historiadores sugieren que puede haberse consumido, de una forma u otra, ya en el Paleolítico.

La mayoría de los trabajadores piensan que el café y la cafeína son seguros y tolerables. ¿Adivina qué? Tienen razón. Sin embargo, según la ciencia, el café es una droga psicoactiva y, como toda droga, debe consumirse con mucho cuidado.

Permítanme aclarar algunas cosas. Este libro no trata de condenar el consumo de café. Este libro trata de las diferentes estrategias que se pueden aplicar para evitar

Introducción

el consumo excesivo de café, a través de la implementación de un programa de 4 pasos.

Todo lo escrito en este libro es una combinación de una amplia investigación sobre la sustancia y sus efectos en nuestra salud, así como de la experiencia personal con la adicción al café.

Así pues, profundicemos en el contenido de este libro.

El capítulo 1 describe la posición del café y la cafeína, así como su origen, y la adicción en el entorno laboral, así como los posibles factores que influyen en la forma en que alguien puede superar los problemas relacionados con la cafeína. También se hablará sobre la salud relacionada a estos factores y de que se compone cada uno.

Los capítulos 2, 3, 4 y 5 ofrecen una guía completa de 4 pasos sobre cómo controlar con éxito el consumo excesivo de café en el trabajo a través de sencillos trucos y tácticas cotidianas que, créame, son fáciles de seguir y proporcionan resultados deseables.

Finalmente, el libro concluye con algunos consejos extra en el capítulo 6.

Introducción

El estilo de vida moderno está tan impregnado de consumo excesivo de café que incluso el consumidor más comedido no puede resistirse. Sin embargo, al final hay que recordar la siguiente cita del famoso multimillonario Art Williams: "No te digo que vaya a ser fácil, te digo que va a merecer la pena".

Colegas, ¡afrontemos juntos nuestros problemas con un café!

1

CONSUMO DEL CAFÉ EN EL AREA DE TRABAJO

El café, mi mano derecha en el trabajo

El café es, sin duda, una parte integral de la vida cotidiana y adquiere aún más importancia a medida que la sociedad evoluciona. Teniendo en cuenta que la mayoría de los adultos pasan más de ocho horas en un entorno laboral, el lugar de trabajo es un lugar ideal para examinar los comportamientos de las personas, entre ellos el consumo de café.

Después del agua, el café es la bebida más consumida en Estados Unidos, ya que aproximadamente dos tercios de los estadounidenses lo toman habitualmente. Entre 2017 y 2018, se consumieron alrededor de 161 millones de bolsas de café de 132 libras en todo el mundo, un aumento sustancial del 2,1% desde 2012.

Pero centrémonos en el tema principal del libro. ¿Qué pasa con el consumo de café en el lugar de trabajo?

El trabajador medio bebe veinte tazas de café a la semana; es decir, un mínimo de dos tazas al día.

Con aproximadamente 157 millones de personas empleadas activamente en EE.UU., eso significa que ¡millones son bebedores habituales de café!

El Instituto de Información Científica sobre el Café encargó una amplia encuesta a trabajadores de seis países europeos, que demostró que el 67% de los 8.239 participantes beben café durante una jornada laboral normal.

. . .

El 48% de los encuestados dijo que tenía un trabajo de oficina, el 7% trabajaba por la noche y el 25% era trabajador por turnos.

También, el sabor puede ser una causa potencial que conduzca a la adicción al café en este grupo. Los encuestados parecían preocuparse más por el sabor del café que por sus efectos sobre el estado de alerta, el rendimiento cognitivo y otros factores mentales y sociales.

Puede que los resultados no sean aplicables a la población mundial, pero se entiende el punto... hay una mayor tendencia a beber café sólo por el sabor.

¿Escéptico? Sólo tiene que preguntar a su colega por qué bebe café. Apuesto a que entre las principales razones estaría su sabor. Pregúntese a sí mismo por qué bebe café, porque es muy posible que tenga la misma respuesta.

¿Por qué no hay más trabajadores preocupados por los efectos del café en su salud? Sencillamente porque ven el café como un "viejo amigo".

· · ·

Este amigo les ayudará a terminar una tarea difícil y tediosa durante el trabajo y estará ahí cuando lo necesiten, como una mano derecha.

Siguen confiando en él, pase lo que pase, mientras ignoran las posibles advertencias de confiar en él.

Determinar el problema

Todavía recuerdo aquellos días, hace unos años, cuando serví en el ejército como cabo primero. Y sí, no tenía nada que ver con la guerra y esas cosas, era un trabajo ordinario de oficina, pero con serias responsabilidades en materia de seguridad laboral. Al igual que otros oficiales, lo primero en mi lista de tareas, a las 7:30 de la mañana, era hacer café o pedirlo en la cafetería más cercana. A las 11 de la mañana, ya había pedido mi segunda taza de café. Era bastante habitual, y hacía que la jornada laboral me pareciera más divertida que una aburrida tarea. Después de la comida, hacia las 2 de la tarde, tenía algo de sueño, así que me tomé mi tercera taza de café.

· · ·

Aparte de eso, cada vez que tenía un turno de noche, se añadían dos tazas más a mi horario. Al cabo de varios meses, se necesitaban aún más tazas de café para satisfacer mi placer.

El escenario mencionado es un ejemplo clásico de alguien que fue adicto al café.

Pero, ¿qué determina el problema?

La comunidad científica está de acuerdo en que, para las personas sanas, hasta 400 mg al día no son perjudiciales para la salud.

Teniendo en cuenta que la cafeína es consumida mayoritariamente en forma de café por las personas que trabajan, eso supone aproximadamente de tres a cuatro tazas de café al día.

En el caso de las ocupaciones que incluyen actividades monótonas, como el servicio de centinela militar, una dosis de cafeína de unos 200 mg (un poco menos de tres tazas), puede ayudar a mantener un rendimiento físico y mental óptimo, ya que estos trabajos requieren turnos y dan lugar a cantidades limitadas de sueño.

Entonces, ¿es este hecho una excusa para consumir café en exceso?

En nuestro escenario, siempre hay un punto en el que nuestro cabo primero entiende que su hábito va más allá de un simple disfrute.

De hecho, el café no le perjudicaría, aunque siguiera con este mismo horario todos los días. Lo que sí le perjudicaría, ya que su cuerpo había creado una tolerancia al mismo, es intentar dejar de tomar café de forma repentina, también conocido como "cold turkey". Entonces experimentaría los signos de abstinencia de la cafeína, como dolores de cabeza, somnolencia excesiva e irritabilidad.

. . .

Por supuesto, también había una pista más que indicaba que el cabo primero tenía realmente problemas con el café.

Su cuerpo empezó a crear una tolerancia a la cafeína. Con el tiempo, permitió que su consumo de café aumentara para conseguir los efectos deseados.

Curiosamente, numerosos estudios, que han demostrado los beneficios del café para la salud, no tuvieron en cuenta otros comportamientos adversos para la salud, que suelen coexistir con la adicción al café, a saber, el tabaquismo, la falta de actividad física y la mala alimentación.

Es decir, el consumo excesivo de café podría contribuir directamente o coexistir con comportamientos directamente relacionados con enfermedades graves para la salud.

Desgraciadamente, la mayoría de los trabajadores piensan que el café nunca causará daños a su salud. No equiparan el café con sustancias más "peligrosas", como el alcohol y el tabaco, porque se vende en todo el mundo sin ninguna restricción ni control.

En nuestro ajetreado mundo, muchas personas pueden presumir de ser adictas al café. Aunque una taza al día no es perjudicial para la salud, beber más de una taza de café al día puede causar úlceras estomacales, insomnio, indigestión, acidez estomacal y síndrome del intestino irritable. También puede estar cansado de sus antojos de café incontrolables y desea controlar esta adicción. Primero, debe estar preparado para los síntomas de abstinencia que ocurren cuando deja de tomar café y toma otra bebida para satisfacer sus antojos. Luego puede tomar medidas para que su estilo de vida sin café sea permanente.

Pero en sí, ¿qué es el café y cómo está relacionado con la salud?

Después de los aceites comestibles y el té, el café es el producto del tipo "commodity" más consumido en el mundo. Se estima que al menos el 30% de la población mundial consume una vez al día una taza de café.

Todo el mundo conoce el café, que hoy en día es una de las bebidas más consumidas del planeta.

Su versatilidad y diferenciación la convierte en una bebida tan versátil que incluso se ha convertido en una nueva forma de socializar, donde la gente se reúne para tomar un "café" o ir a una cafetería e incluso puedes encontrar tiendas dedicadas a la venta de esta fruta.

Entre los grandes consumidores están los europeos, especialmente los países nórdicos, los norteamericanos, y los países latinoamericanos tradicionalmente productores de café como Colombia y Brasil.

El atractivo del café está ligado a su aroma, sabor, al placer de degustar una "taza de café" consumida en solitario o con compañía, y al concepto generalizado de que el café es "estimulante" y "energizante".

. . .

Habitualmente el consumo de café se asocia al tabaquismo, hábito que en muchos estudios resulta contundente, debido a los efectos negativos demostrados en el hábito de fumar.

Las actividades laborales y profesionales que demandan un mayor estrés siempre se asocian a un mayor consumo de café.

¿Qué contiene el café que lo hace tan atractivo de consumir?, ¿es beneficioso su consumo?

El café, preparado ya sea por ebullición y posterior decantación (café turco o griego) o por filtración del extracto de ebullición por simple gravedad (usando papel filtro), o mediante presión (café espresso), contiene una serie de sustancias que han sido motivo de estudio durante muchos años.

Sin lugar a dudas, la cafeína es la más importante, pero también el café aporta sustancias como el cafestol, el kahweol, el ácido clorogénico a los cuales se les atribuye propiedades antioxidantes. Además, contiene una serie de micronutrientes como el magnesio, potasio, niacina, trigonelina, tocoferoles, entre otros a los cuales se les ha atribuido, con mayor o menor impacto, efectos benéficos. Son numerosos los efectos en la salud atribuidos al consumo de café y particularmente a la cafeína, efectos tanto benéficos como deletéreos, lo cual tiende a confundir, principalmente debido a la abundante información disponible en ambos sentidos.

El consumo de café se ha relacionado con la salud cardiovascular, la diabetes tipo 2, la tolerancia a la glucosa y la sensibilidad a la insulina, el daño hepático debido a cirrosis y el carcinoma hepatocelular, entre otros. También se ha relacionado el consumo de cafeína con el período maternal, así como en la salud de la tercera edad.

Por otro lado, la cafeína es el componente no nutritivo más conocido del café y el principal motivo de su consumo. Sin embargo, el café contiene una amplia gama de elementos no nutritivos que pueden afectar la salud, y esta relación, junto con los efectos de la cafeína, es el foco de esta revisión de la literatura.

. . .

Comencemos por echar un vistazo a los orígenes del café, cómo se cultiva y consume y, finalmente, su valor nutricional.

Origen del café

Debido a las muchas leyendas que acompañan la historia del café, su origen es incierto. Parece haber sido descubierto en África en el siglo IX.

Primero se cultivó en Etiopía y desde allí se extendió a la Península Arábiga. Luego se extendió a Asia, a Constantinopla y Venecia, donde, a finales del siglo XII, se extendió al resto de Europa. Pronto vino a América. Las propiedades estimulantes del café se conocen desde tiempos inmemoriales. Cuenta la leyenda que un pastor llamado Kialdi notó extrañas expresiones en una cabra (extremadamente emocionada y enérgica) después de comer bayas de un arbusto en particular. Así que el sacerdote decidió probarlos él mismo y se sintió lleno de energía. Kialdi trajo los frutos y ramas de este arbusto al monasterio. Allí el abad decidió cocer las ramitas y frutos, lo que resultó en una bebida amarga y de agradable aroma. Por esta razón, el abad mayor pensó en hacer una bebida con café tostado, y así es como se hace la bebida de café.

Hoy en día es un alimento de gran valor económico y cultural.

Es uno de los principales pilares de la economía de muchos países en desarrollo.

El café se produce en más de 75 países, todos ubicados entre el Trópico de Cáncer y el arco oceánico, lo que le otorga las condiciones ideales para un cultivo óptimo.

Aunque el café llegó a la región desde Brasil en el siglo XVIII, ahora es el mayor productor de esta fruta en el mundo. Según la Organización de las Naciones Unidas para la Alimentación y la Agricultura (FAO), el consumo mundial es de unos 7 millones de toneladas anuales. Estados Unidos lidera como principal importador de café (alrededor del 25% del total). En España se estima que el consumo de café ocupa el decimoctavo lugar entre todos los países con una media de 3,8 kg/persona/año, superior a la media mundial (1,1 kg/persona/año). kg/persona/año) y es el segundo país en consumo de café descafeinado.

Como se mencionó anteriormente, la cafeína es el componente no nutritivo más conocido del café y la principal razón para su consumo.

Además de las propiedades nutritivas del café, hoy también tiene un gran valor culinario, produciendo un café de alta calidad y cuidadosamente seleccionado.

¿Qué es la cafeína?

Las bebidas de café, té, chocolate y cola son las principales fuentes de cafeína y son consumidas por la mayoría de los grupos de edad y clases socioeconómicas. La cafeína es un antagonista competitivo de los receptores de adenosina en el SNC.

Sus principales efectos son la estimulación psicológica, respiratoria, musculoesquelética y cardiovascular.

Se metaboliza esencialmente por CYP1A2 y, por lo tanto, interactúa con muchos fármacos. Las diferencias individuales en su metabolismo explican la diferencia en sus efectos. Su principal uso terapéutico es para dilatar los bronquios en patologías del aparato respiratorio. Además, se ha probado en otras patologías con resultados no concluyentes. El consumo agudo o crónico de cafeína puede provocar una variedad de efectos secundarios, intoxicación e incluso la muerte. Por último, ten en cuenta que la cafeína puede considerarse una droga. Por lo tanto, la cafeína tiene propiedades estimulantes positivas que inducen tolerancia, y cuando se interrumpe su consumo se produce un síndrome de abstinencia específico. La cafeína puede causar varios trastornos por uso de sustancias. Estos incluyen adicción, no identificada en el DSM IV-R, síndrome de abstinencia e intoxicación. La cafeína se puede considerar como una droga, un nutriente y una droga dependiendo de sus usos. La cafeína, también conocida como té, guaranina o matrina, es un ingrediente natural que se encuentra en más de 60 plantas. En la dieta diaria se encuentra en bebidas como café o té, chocolate y algunos refrescos. Puede considerarse como el estimulante más consumido y socialmente aceptado en el mundo.

. . .

La cafeína se ha consumido durante siglos a pesar de los numerosos intentos de prohibir su uso por razones éticas, económicas, médicas o políticas. El descubrimiento del café tuvo lugar en Arabia en el siglo IX. Primero se cultivó en Etiopía, así como el té en China y el cacao en América del Sur. El siglo XV vio el desarrollo de técnicas para tostar y moler granos de café, y el consumo de productos con cafeína se extendió rápidamente por todo el mundo.

Las variedades de café económicamente más importantes son Coffea arabica (café árabe) y Coffea canephora (café vainilla), que representan el 80-90% y el 10-20% de la producción mundial, respectivamente. Propiedades físicas y químicas. La cafeína es un polvo inodoro e incoloro con un sabor amargo. Fue aislado del café por Friedrich Ferdinand Runge en 1819 y del té en 1827, pero su estructura química permaneció desconocida hasta 1875 por E. Pescadores. La cafeína (1,3,7-trimetilxantina) y otros alcaloides de metilxantina como la purina teobromina (3,7-dimetilxantina) y la teofilina (1,3-dimetilxantina) se derivan del grupo xantina, que a su vez se deriva de la purina. Están farmacológicamente relacionados con los psicoestimulantes.

. . .

El café es el grano maduro y seco de la planta. El café fue el producto con mayor contenido de cafeína y con mayor variación en la dieta (0,8-1,8%). La dosis de cafeína en el café depende de las diferencias genéticas en el grano, así como de cuándo y cómo se prepara y varía de 30 a 175 mg por 150 ml.

El café descafeinado contiene de 2 a 8 mg por cada 150 ml. El segundo producto con contenido de cafeína es el té. Estas son las hojas secas del arbusto de camelia o Thea sinensis, bohea o viridis. Además, la teofilina (de la palabra griega para hoja divina) es menos abundante. Existen básicamente cuatro tipos de té: té verde (sin fermentar), té negro (semifermentado), té negro (fermentado) y té blanco. Las concentraciones oscilan entre 20 y 73 mg/100 ml, según el método de fabricación y el tiempo de extracción. El cacao es la nuez seca y fermentada del árbol del cacao (alimento de los dioses en griego) cacao ('Ka'kaw en maya, árbol del cacao).

El cacao está dominado por la teobromina (2,5 %) y, en menor medida, por la cafeína (0,4 %). El contenido de cafeína en el chocolate varía entre 5 y 20 mg/100 g, dependiendo de la fuente de cacao. El chocolate oscuro, oscuro o semidulce contiene más cafeína que el chocolate con leche. El chocolate también contiene anandamida, un ligando endógeno para los receptores de cannabinoides.

Las plantas como la guaraná (pasta de semillas secas de Paullina cupana), yerba mate (hojas secas de malvarrosa paraguaya), cola (semillas secas de cola nítida) y yoco también contienen cafeína (2-4%).

Las bebidas no alcohólicas que contienen cafeína, incluidas las etiquetadas como alimentos dietéticos o bocadillos, contienen de 15 a 35 mg/180 ml de cafeína. Solo el 5% de los refrescos no contienen cafeína. Las bebidas energéticas tienen un mayor contenido de cafeína que las bebidas no alcohólicas. Por ejemplo, Red Bull® contiene 80 mg de cafeína en 250 ml. Algunos medicamentos también contienen cafeína, que a menudo se combina con otros ingredientes activos, ya sean medicamentos de venta libre (OTC) o recetados. Los niveles suelen oscilar entre 15 y 200 mg, con dosis más altas disponibles sin receta.

. . .

Algunos medicamentos contienen altas dosis (hasta 300 mg) de cafeína como único ingrediente activo. epidemiología del consumidor

El café es una fuente importante de cafeína en la dieta de los adultos en países como Estados Unidos, Finlandia, Suecia, Dinamarca y Suiza. En España, alrededor del 80% de los adultos consumen una media de 200-300 mg de cafeína por persona y día (2-3 tazas de café). La ingesta media para niños menores de 18 años es de 1 mg/kg/día, y las principales fuentes de cafeína son los refrescos y el chocolate. Hace algunos años, la Administración de Drogas y Alimentos de los EE. UU. (FDA) limitó la cantidad de cafeína en las bebidas carbonatadas a 0,2 mg/ml, considerándola una sustancia potencialmente adictiva y una fuente sustancial de cafeína para todas las edades 1. Sin embargo, existen muchos productos para niños. (refrescos, helados, dulces) contiene cafeína, pero no figura en la etiqueta. La FDA requiere que la cafeína se incluya en las etiquetas de los productos solo cuando se agregue intencionalmente.

. . .

En 2003 se adoptó una nueva normativa europea que amplía la Directiva 2002/67/CE, según la cual las bebidas que contengan más de 150 mg/l de cafeína, especialmente las bebidas energéticas, deben proporcionar información esencial para niños y mujeres embarazadas. En algunos países, las bebidas energéticas están reguladas por ley. Entonces, en 2004, en Francia, Dinamarca y Noruega, Red Bull solo se vendía en farmacias debido a su alto contenido de cafeína y los riesgos asociados. La bebida se ha relacionado con al menos cuatro muertes, una irlandesa en 2000 y tres suecas en 2001. Dos de ellas estaban relacionadas con el consumo de alcohol y las otras dos estaban relacionadas con el ejercicio vigoroso. El motivo de la prohibición de su venta en Francia es que puede haber una interacción entre los ingredientes (cafeína, taurina, aminoácidos y glucuronolactona, carbohidratos) y en ratas tras el consumo de taurina. . Se cree que los altos niveles de cafeína causan deshidratación en los consumidores físicamente activos.

En 2001, Suecia aconsejó a los consumidores que no bebieran Red Bull después de beber alcohol o hacer ejercicio vigoroso.

. . .

Por el contrario, el Reino Unido, donde Red Bull lidera las ventas, no ha realizado ninguna investigación y no tiene planes de reducir las ventas, ya que se considera seguro, aunque puede reducir la presión arterial. Un estudio clínico publicado en 2006 encontró que el consumo de bebidas energéticas reducía las sensaciones subjetivas del alcoholismo, pero no la discapacidad motora y visual inducida por el alcohol.

La cafeína (1,3,7-metilxantina) es un alcaloide de estructura purínica que se encuentra naturalmente en los granos del café.

El 75% del consumo de cafeína mundial es aportado por el café, un 15% por el consumo de té y un 10% por las bebidas energéticas adicionadas de cafeína. Independiente del proceso de preparación del café para su consumo (hervido o filtrado), en promedio una taza de café (150cc) aporta entre 90 y 200 mg de cafeína, dependiendo eso sí del origen del café, de la modalidad de preparación, e incluso del lugar (local) donde se prepara. Curiosamente, un estudio demostró que el café expendido por un mismo local en seis días seguidos varió en su contenido de cafeína de 132 mg a 282 mg.

. . .

Su estructura molecular fue aislada de los granos de café en 1820. También conocida como guaranina o teína, es un alcaloide del grupo xantina (1,3,7-trimetilxantina). Actúa como tónico y neuroestimulante por su efecto antagonista no selectivo sobre los receptores de adenosina.

Es por eso que la cafeína puede considerarse el estimulante más consumido y socialmente aceptado en el mundo.

En términos de farmacocinética, el fármaco se absorbe por vía oral, rectal y parenteral, alcanzando concentraciones orales máximas después de 60 minutos y con una vida media de 2,5 a 10 horas.

Sus principales efectos son la estimulación psicomotora, respiratoria, musculoesquelética y cardiovascular, así como cambios en el metabolismo de los carbohidratos (mejorando la sensibilidad a la insulina), entre otros. Se metaboliza principalmente en el hígado por el citocromo P1A2 (CYP1A2), y las diferencias interindividuales en el metabolismo explican las diferencias en sus efectos.

La principal fuente de consumo de cafeína en nuestro medio es el café, sin embargo, este compuesto activo está presente en multitud de bebidas y preparados.

El 80% de la población adulta en España consume cafeína de media 200-300 mg/persona/día (2-3 tazas de café).

Además de la cafeína, el café con muchos materiales no alimentarios interfiere con la salud de las personas, como protección o viceversa, como un factor de riesgo.

Materiales de café biológicos.

No solo es la importancia de una dieta diversa y equilibrada para mantener y proteger la buena salud. Mucho consumo de frutas y verduras conlleva a muchas ventajas para el organismo, no solo por vitaminas y minerales proporcionados, sino también por los enormes vehículos llamados polifenol, biología, compuestos químicos de plantas o plantas de plantas que también se encuentran en grano de café. Por lo tanto, no es difícil ratificar que estos materiales en los cafés dificultan de cierta manera el cuerpo. Los vehículos se descubrieron hasta 1000, incluido el fenol, incluido el ácido clorogénico, la forma 5 y el café, los tiempos y las empresas, incluido Cafeol, y Kahweol, Niacina y Trojonellina. A continuación, veremos las sustancias biológicamente activas del café que tienen los mayores efectos fisiológicos en el cuerpo.

- Ácidos

Los ácidos clorogénicos y sus derivados forman una familia de ésteres compuesta por ácidos transcinámicos (principalmente cafeico y ferúlico) y ácidos químicos. Una ración de café aporta entre 20 y 675 mg de ácido clorogénico, según el tipo (variedad, tueste, procesado) y la cantidad consumida.

Numerosos estudios han demostrado que el ácido clorogénico ayuda a regular los niveles de azúcar en la sangre. Se cree que funciona reduciendo la liberación de glucosa del hígado o retrasando la absorción de glucosa del intestino. Además, se ha demostrado su actividad como antioxidante.

- Magnesio

Este popular mineral se encuentra en muchos alimentos y en grandes cantidades en los granos de café (3,3 mg/1 gramo de café). Varios estudios han demostrado sus efectos protectores frente a la DM II (diabetes tipo 2). Este efecto se debe a que cuando se toma en las dosis adecuadas, mejora la sensibilidad de los tejidos a la insulina y su secreción, mejorando así los niveles de azúcar en la sangre.

- Diterpenos

En el café se encuentran dos diterpenos: cafestol y kahweol. Su interés radica en su efecto sobre el colesterol, al aumentar el colesterol LDL. La mayoría de los diterpenos se retienen en el papel de filtro que se usa para filtrar el café, pero se retienen cuando el café se prepara directamente hirviendo los granos molidos, como es el caso del café turco o escandinavo.

. . .

La cafeína se absorbe casi totalmente en el estómago y en el intestino delgado, distribuyéndose en casi todos los tejidos, incluido el cerebro ya que el alcaloide es muy permeable a la selectiva barrera hémato-encefálica.

Metabólicamente, la cafeína es un antagonista competitivo de los receptores de adenosina A1 y del subtipo A2a. Los receptores de adenosina se asocian a las proteínas G y se encuentran en alta concentración en diferentes áreas del cerebro, incluyendo el hipocampo y el núcleo talámico.

La Adenosina

La adenosina es un neuromodulador que produce efectos inhibitorios, tanto en el sistema nervioso central como periférico, por lo cual el antagonismo que ejerce la cafeína sobre este modulador produce, generalmente, efectos estimulantes.

Adicionalmente, se ha identificado que la cafeína inhibe receptores de GABA, cual es el principal neurotransmisor inhibitorio cerebral.

. . .

Debido a su similitud con las purinas, las metilxantinas (cafeína, teofilina y teobromina) se unen a los receptores de adenosina A1 y A2a y actúan como antagonistas competitivos (concentraciones de 10 a 40 µmol/L). Esto inhibe la fosfodiesterasa, provoca un aumento en los niveles de cAMP y cGMP, activa los canales de K e inhibe los canales de calcio de tipo N.

En el cerebro, los receptores de adenosina inhiben la liberación de ciertos neurotransmisores (GABA, acetilcolina, dopamina, glutamato, norepinefrina y serotonina).) y la cafeína tienen el efecto contrario. Los receptores A2a se coexpresan en las neuronas estriatales con los receptores D2 de encefalina y dopamina. La cafeína aumenta la neurotransmisión dopaminérgica en esta región del cerebro y puede explicar en parte su potencial de abuso. Además, la cafeína actúa en concentraciones mucho más altas que las que antagoniza a la adenosina (400 µmol/L) como inhibidor directo de la fosfodiesterasa.

. . .

Se han realizado numerosos estudios epidemiológicos en diferentes países destinados a caracterizar los efectos bioquímicos y fisiológicos de la cafeína y así poder diferenciarlos de otras variables potencialmente confundentes, como son el tabaquismo y el consumo de alcohol.

Generalmente, el consumo de café se estima a partir de encuestas de consumo de alimentos, pero el tamaño de la "tacita" o "taza" de café puede ser muy variable, desde 50 cc hasta 250 cc, lo cual complica la comparación entre los diferentes estudios.

Sin embargo, una revisión crítica permite obtener conclusiones estadísticamente válidas a partir de varios estudios sobre el posible efecto del café, y de la cafeína, en las enfermedades cardiovasculares y durante el período gestacional y post natal. Algunos estudios están referidos específicamente al efecto de la cafeína, en tanto que otros relacionan el consumo de café, lo cual implica no sólo la presencia de cafeína, sino de numerosos otros compuestos que contiene el café, algunos de ellos ya mencionados, que también tienen efectos en la salud, principalmente antioxidantes.

La cafeína y la salud

En esta pequeña sección se hablará sobre la relación del café y la cafeína con la diabetes mellitus tipo II (DM II), mellitus tipo I (DM I), la hipertensión arterial (HTA) y la osteoporosis. También se realizarán pequeñas pinceladas sobre la relación del café y la cafeína con otras patologías o situaciones concretas.

La relación del café con la salud es dudosa. Desde tiempo atrás se viene especulando sobre los efectos beneficiosos del café, gracias, por un lado, a la cafeína, sustancia estimulante que millones de personas toman cada mañana para recibir ese chute de energía y "sentirse personas" e incluso que los deportistas consumen en sus entrenamientos y competiciones. El café cuenta con numerosas sustancias antioxidantes que ayudan a frenar el envejecimiento celular, luchando contra los famosos radicales libres. No quedándonos cortos, diversos estudios e investigaciones relacionan el consumo crónico de café con un menor riesgo de padecer DM II, enfermedades neurodegenerativas, obesidad e hipertensión. Pero por otro lado encontramos toda una vertiente que echa abajo estos beneficios para poner sobre ellos toda una serie de riesgos y enfermedades asociadas a la toma de esta bebida, como, por ejemplo: ataques de ansiedad 8, nerviosismo, pánico, deshidratación, alteraciones cardiovasculares, infertilidad y riesgo de aborto, adicción, dislipemias y riesgo de desarrollar algunos tipos de cáncer, entre otros.

En este caso parece ser que el efecto (factor protector o factor de riesgo) del consumo de café podría estar relacionado con la dosis, es decir, tomado con moderación puede que esta bebida actúe como factor protector frente a diversas patologías y que consumido en exceso actúe como un factor de riesgo de multitud de enfermedades.

No obstante, debido a la controversia actual sobre la influencia del café y sus diversos componentes en la salud y siendo esta una relación de gran transcendencia por su alto consumo, se ha creído conveniente la realización de la presente revisión bibliográfica, con el fin de extraer conclusiones que aclaren esta relación.

Café, cafeína y Diabetes tipo II o del adulto

. . .

La Diabetes Mellitus tipo II o del adulto es una patología caracterizada por una serie de alteraciones metabólicas con la característica común de poseer niveles elevados de glucosa en sangre, debido a una resistencia a la insulina que impide el paso de glucosa a los tejidos.

Puesto que es una patología que ha ido aumentando en los últimos años y está fuertemente ligada al patrón dietético, conviene saber si uno de los hábitos más comunes del mundo occidental como es tomar café influye y de qué manera en la regulación de la glucosa sanguínea.

En la bibliografía actual se han encontrado numerosos estudios con datos, tanto a favor como en contra de su consumo para regular la glucemia, debido al supuesto efecto hiperglucemiante.

Estudios de revisión bibliográfica afirman no haber encontrado evidencia clara entre la relación del consumo de café y el riesgo de padecer DM II.

. . .

No obstante, se ha encontrado estudios que defienden que ciertos componentes del café (y también del chocolate negro) como algunos minerales (potasio y magnesio), la vitamina B3 y antioxidantes (tocoferoles y ácido clorogénico), juegan un papel protector (regulan la glucemia en sangre) frente a la DM II.

Se ha encontrado otro trabajo de revisión en el que se referencia uno de los estudios más relevantes que afirma que un consumo de más de dos tazas de café al día se asocia con un riesgo sustancialmente más bajo de padecer diabetes. Mejorando la sensibilidad a la insulina y por tanto disminuyendo el riesgo de sufrir DM II, ventaja que se atribuye tanto a la cafeína, como a otro de los componentes del café, el ácido clorogénico.

Otros estudios afirman que el consumo habitual de café puede reducir el riesgo de DM II.

Un estudio transversal realizado a 945 personas (340 hombres, 605 mujeres) de alto riesgo cardiovascular, concluyó que los diabéticos consumían significativamente ($P=0{,}015$) menos café que los no diabéticos.

Posiblemente este menor consumo fuera debido a las recomendaciones clásicas y tradicionales de evitar el consumo de café en esta patología.

Según un artículo publicado en el boletín informativo sobre investigación científica del café y la salud, se han encontrado varios estudios de largo seguimiento en el tiempo que avalan una relación inversa entre el consumo de café y el riesgo de desarrollar diabetes, además dicho beneficio no solo se atribuye al café con cafeína si no también (aunque con menos intensidad) al café descafeinado, por lo que se cree que podría estar relacionado con otros compuestos no nutritivos distintos a la cafeína. Cabe destacar que no hay ninguna evidencia demostrada para relacionar al café con un mayor riesgo de desarrollar DM II aunque algunos estudios epidemiológicos (sin evidencias concluyentes) hayan obtenido resultados negativos, mostrando contradicciones con los ensayos clínicos.

Estudios observacionales han relacionado un consumo a largo plazo, moderado (2-4 tazas/día) y alto (hasta 12 tazas/día) de café con una menor incidencia de DM II así como de otras enfermedades del hígado.

. . .

Estudios experimentales llevados a cabo con ratas de laboratorio llegaron a la conclusión que el consumo crónico de cafeína mejora la resistencia a la insulina, bien por la disminución de catecolaminas en circulación, bien debido a la disminución de la producción de ácidos grasos en plasma no esterificados y por el aumento de la expresión de los transportadores de glucosa tipo 4 (Glut 4) en el músculo esquelético, mejorando con ello los niveles de glucemia.

Otro estudio experimental realizado también con ratas de laboratorio, evaluó los efectos de la sensibilidad a la insulina tras la administración aguda de cafeína, comprobando que se producía una disminución de la sensibilidad a la insulina y con ello una disminución de la captación glucosa por el músculo esquelético, mediada principalmente por los receptores de adenosina A1 y A2B. Tanto el Glut 4 como el óxido nítrico (NO) parecen ser, en este caso, los efectores involucrados en la resistencia a la insulina.

Café, cafeína y Diabetes tipo I o infantojuvenil

. . .

La Diabetes Mellitus tipo I es una patología caracterizada por una serie de alteraciones metabólicas con la característica común de poseer niveles elevados de glucosa en sangre, fruto de una destrucción autoinmune de las células beta del páncreas. La producción de la hormona insulina (encargada de conducir la glucosa del torrente sanguíneo a las células) es deficiente o incluso nula.

Un estudio de revisión publicado en el 2006 sobre los factores implicados en la etiopatogenia de la diabetes infantojuvenil cuenta que los factores ambientales parecen jugar un papel importante en su patogenia, entre los que se destaca a los factores dietéticos, y entre estos al café y a la cafeína.

Los estudios que se han llevado a cabo culpan a la cafeína. Parece ser que esta actúa como un factor de riesgo intrauterino para el desarrollo de DM I, debido a que la cafeína cuenta con la capacidad de atravesar la barrera placentaria, pudiendo así acumularse en los tejidos (especialmente hígado y cerebro) y causar efectos nocivos en el feto.

Hay que destacar que estudios posteriores sostienen que la posible relación entre la cafeína y el riesgo de desarrollar DM I está además asociada al consumo de azúcar, el cual es añadido en los cafés y otras bebidas ricas en cafeína, pudiendo actuar como factor de confusión.

Café, cafeína e hipertensión

Se considera hipertensión cuando los valores de presión sistólica y diastólica superan los 140 y 90 mm Hg, respectivamente. Es importante destacar que esta patología puede inicialmente no ser conocida por el sujeto al no notar síntomas, pero sí deteriora las arterias y diversos órganos pudiendo causar posteriormente graves eventos cardiovasculares.

La cafeína ha sido y sigue siendo una sustancia prohibida, no recomendada o al menos poco consumida en aquellas personas que sufren trastornos cardiovasculares, sobre todo en los hipertensos. Esta antigua creencia viene del efecto excitante a corto plazo que produce la cafeína en el organismo al liberarse unas sustancias que elevan la tensión arterial (TA) como son las catecolaminas (adrenalina y noradrenalina). Fruto de esto, muchas personas cambiaron el café normal (con cafeína) por el café descafeinado, aunque algunos estudios han encontrado elevaciones de la TA en sujetos que toman café descafeinado, atribuyendo por tanto este efecto a otros componentes distintos a la cafeína que tiene el café natural.

En un estudio realizado en 945 personas de la Comunidad Valenciana con alto riesgo cardiovascular, se comprobó que los hipertensos (79,7%) consumían menos café que los normotensos, especialmente en el caso del café con cafeína. Del mismo modo, como ya se ha comentado en el apartado de DM II, pasa con los diabéticos y los no diabéticos del grupo de estudio.

Numerosos estudios demuestran una asociación clara entre la mezcla de consumo de café y tabaquismo con un mayor riesgo de padecer HTA. Aunque esta relación es tan solo probable, en este caso la dosis juega un papel crucial, relacionándose altas dosis de café con cafeína con un mayor riesgo de sufrir una lesión cardiovascular.

Se ha apreciado que generalmente los eventos coronarios agudos pueden ser desencadenados por factores estresantes, tanto físicos como emocionales, que causan efectos fisiológicos similares a los que se produce con el consumo de café. Como tal, el consumo de café podría actuar como un factor desencadenante más de eventos coronarios agudos, especialmente en personas que ya tienen una enfermedad cardiovascular de base.

Sin embargo, otros estudios defienden que el consumo de café está relacionado con una menor mortalidad en general y con menor riesgo de HTA, en no fumadores.

Los estudios recientes sugieren que el consumo habitual de café tiene un efecto neutral o incluso beneficioso en cuanto a la relación con los diferentes trastornos cardiovasculares, como enfermedad coronaria cardiaca, insuficiencia cardiaca congestiva, arritmias y accidentes cerebrovasculares. Aunque sí está comprobado un aumento momentáneo de la TA cuando se consume café, no se ha relacionado un aumento de la TA ni un mayor riesgo de sufrir HTA con un consumo crónico de éste.

Estudios experimentales llevados a cabo con ratas de laboratorio, llegaron a la conclusión que el consumo a largo plazo de cafeína disminuía el riesgo de HTA, en parte por la disminución de catecolaminas en circulación que se producía.

En otro ensayo clínico realizado con animales de experimentación (ratas), se comprobó la posible influencia de la cafeína para inhibir la producción de superóxido, elemento producido cuando se administra fructosa (relacionada con una mayor resistencia a la insulina y HTA). Se llegó a la conclusión de que la cafeína sí que inhibía la producción de superóxido, por lo que ésta puede actuar como un factor protector tanto de la DM II como de la HTA.

. . .

Otros estudios optan por la opción de que los efectos del café serán diferentes según la persona (variabilidad interindividual).

Por lo tanto, en el contexto de consumo crónico de café al día, algunos sujetos podrían ser más susceptibles a los efectos agudos del café que otros.

Estudios epidemiológicos han llegado a las conclusiones de que un consumo habitual de café ha reducido los riesgos de mortalidad tanto cardiovascular como de otras causas.

Café, cafeína y salud ósea

La osteoporosis es una enfermedad compleja y multifactorial, se caracteriza por una masa ósea disminuida junto con una alteración de la microestructura del hueso. Aunque la masa ósea y la calidad del hueso están determinadas genéticamente, son muchos otros los factores (nutricionales, ambientales, estilo de vida y edad) los que también influyen en la calidad del hueso.

El calcio es, junto con el fósforo, los minerales mayoritarios del hueso (80-90%).

Desde un punto de vista nutricional, la cafeína interviene en la absorción de algunos nutrientes indispensables para la vida, como es el caso del calcio, mineral por excelencia implicado en el mantenimiento de una buena salud ósea.

El café disminuye la absorción de este mineral en el tracto digestivo y además aumenta la excreción urinaria y fecal, lo que puede producir un balance negativo de calcio. Sin embargo, no se ha encontrado una asociación evidente entre el consumo de café y una peor salud ósea.

Los datos epidemiológicos muestran un efecto negativo (cafeína como factor de riesgo para padecer osteoporosis). Esto puede explicarse porque a mayor ingesta de café u otras bebidas con cafeína, disminuya la ingesta de leche y por tanto la de calcio. Hay que destacar que la mayoría de los estudios epidemiológicos se han realizado en poblaciones con baja ingesta de calcio, lo que conlleva un sesgo que conviene tener en cuenta.

En estudios transversales no se ha encontrado relación alguna.

El alto consumo de café se asocia con una pequeña reducción en la densidad ósea que no se llega a traducir en un mayor riesgo de fractura.

Según algunos estudios, el café puede estar actuando como un potencial factor de riesgo de osteoporosis, aunque hoy en día sigue siendo objeto de debate.

De forma experimental se concluyó que, tanto la ingestión diaria de café como la administración intraperitoneal de cafeína en ratas, retrasó el proceso de reparación del hueso, siendo mayor el efecto cuando se utilizó cafeína pura.

En otro estudio experimental se llegó a la conclusión de que la cafeína desencadena la apoptosis en los osteoblastos, produce la inactivación de la señal de supervivencia osteoblástica, y provoca la pérdida de densidad mineral ósea in vivo.

Café, cafeína y cáncer

El cáncer es el resultado de la proliferación de un conjunto de células, las cuales adquieren una capacidad invasiva que les permite migrar y colonizar otros tejidos y órganos.

A pesar de la creencia antigua de la relación directa entre el consumo de café y el riesgo de desarrollar cáncer, algunos de los últimos estudios afirman que el consumo de café no está asociado al riesgo de padecer cáncer y que incluso podría actuar como factor protector, previniendo el desarrollo de ciertos tipos de cáncer como el de mama y el de colon. Sugieren que las creencias anteriores serían fruto de no haber tenido en cuenta ciertos factores como el tabaco que sí está demostrado ser un factor cancerígeno, que actuaría como factor de confusión.

. . .

Se cree que podría ser gracias a la cafeína y su efecto laxante que favorece el tránsito intestinal, previniendo así ciertos cánceres como el de colon. Estudios de casos y controles confirmar una asociación entre consumo crónico de café y menor riesgo de padecer cáncer de colon y recto.

También se cree que varios componentes del café con capacidad antioxidante son los implicados en dicha protección frente al cáncer, lo que nos lleva a pensar que incluso el café descafeinado tendría propiedades antitumorales, gracias a componentes de éste que aumentan las enzimas detoxificantes.

A nivel de estudios moleculares, se ha visto que la cafeína tiene la propiedad de inhibir el factor de crecimiento endotelial vascular y la interleuquina-8 de las células cancerosas del colon humano. Además, la cafeína actúa sobre los receptores de adenosina tipo A2A en los linfocitos, lo que mejoraría por consiguiente la respuesta inmunológica frente a antígenos malignos. Falta por comprobar si estos efectos ocurren in vivo en el organismo humano.

. . .

Se ha comprobado de modo experimental cómo las metilxantinas, como es el caso de la cafeína, actúan produciendo efectos supresores sobre las células tumorales en metástasis. Esto sugiere una posible utilización de la cafeína como estrategia terapéutica frente al cáncer.

La relación entre el café y el cáncer depende del tejido en cuestión. Aunque en la mayoría de los casos juega un papel protector, reduciendo así la mortalidad por cáncer. Sin embargo, el consumo de café está contraindicado en la prevención del cáncer de vejiga. Esta relación se cree que es debido a componentes del café distintos a la cafeína por lo que un consumo de café descafeinado también aumentaría el riesgo de este cáncer 8. Igualmente se ha relacionado el consumo crónico de café con el riesgo de padecer cáncer de páncreas, se cree que la mutación del gen marcador del cáncer del páncreas exocrino (gen K-ras) aumenta conforme aumenta la dosis de café ingerida.

Café, cafeína y efectos en el metabolismo de los lípidos

. . .

Los trastornos que se producen en el metabolismo de los lípidos reciben el nombre de dislipemias y sus causas pueden ser primarias (genéticas) o secundarias (asociadas a otra enfermedad).

Parece ser que el modo de preparar el café influye en los niveles de colesterol. Tomar café no filtrado, con moderado y alto contenido en alcoholes diterpénicos, tiene un efecto hipercolesterolemiante, aumentando las cifras totales de colesterol a expensas de las lipoproteínas de baja densidad que transportan el colesterol en sangre (LDL), conocido como colesterol "malo". Los datos encontrados apuntan de igual manera al café con cafeína como al café descafeinado, por tanto, parece ser que en este caso los culpables del aumento del colesterol son los alcoholes diterpénicos presentes en el café no filtrado.

No obstante, también otros factores como el tabaco o la dieta juegan un papel muy importante en el metabolismo de los lípidos que conviene tener en cuenta.

. . .

Como ya se ha dicho anteriormente, el café cuenta con numerosas sustancias bioactivas con diversidad de funciones fisiológicas como es el caso del cafestol cuya acción principal es aumentar los niveles de colesterol en sangre o como el ácido oleico, cuya acción es justamente la contraria.

Más estudios afirman encontrar un aumento de colesterol en plasma con el consumo de café sin filtrar. Sin embargo, estudios previos han sugerido que el efecto del café sobre el colesterol plasmático y las concentraciones de homocisteína muestran una variación interindividual que está genéticamente determinada.

Café, cafeína, deporte y estilo de vida

Numerosos estudios avalan que la ingesta de café con cafeína u otras bebidas o complementos con cafeína (en las cantidades adecuadas) ayudan a mejorar el rendimiento deportivo.

. . .

La razón es que la cafeína ayuda a movilizar los depósitos de grasa y por tanto a conservar los depósitos de glucógeno (depósitos muy limitados), retrasando con ello la aparición de fatiga.

Es por ello que en enero de 2004 el Comité Olímpico Internacional (COI) retiró la cafeína de la lista de sustancias prohibidas por la Agencia Mundial Antidopaje (AMA).

Sin embargo, tomar café u otra sustancia que contenga cafeína en cantidades importantes (5-8 tazas de café) puede ser perjudicial en deportes que requieren cierto grado de destreza como por ejemplo el golf.

Estudios contradictorios han comprobado que la presencia de cafeína altera los efectos beneficios del ejercicio sobre la acción muscular de la insulina, debido a una menor captación de glucosa por el músculo.

Hay que tener en cuenta que consumir cafeína con el fin de paliar el agotamiento producido por el ejercicio produce alivio momentáneo, pero un consumo excesivo podría empeorar el estado de fatiga.

Un estilo de vida sano (no sedentario) se relaciona con un menor consumo de café con cafeína y, por el contrario, el sedentarismo y el hábito tabáquico se asocia con un mayor consumo de café.

Según la Organización Mundial de la Salud (OMS), no existen pruebas de que el consumo de cafeína pudiera tener efectos parecidos ni comparables a los que se producen con el consumo de las drogas de abuso, tales como cocaína o anfetaminas, las cuales sí provocan verdadera adicción.

Después de ver la relación que tiene la cafeína con varias enfermedades crónicas bastante comunes en el mundo, podemos llegar a concluir ciertas cosas con respecto a ello:

- Muchos de los beneficios del café se deben al contenido en cafeína que éste contiene de forma natural. Sin embargo, el café cuenta con multitud de sustancias bioactivas que ejercen un efecto, en su mayoría positivo, sobre el organismo. De este modo las personas que no les sienta bien la cafeína pueden optar por consumir café descafeinado y a la vez beneficiarse de los efectos de dichas sustancias.

- Parece ser que la relación entre el consumo de café y la diabetes esté condicionada por varios factores como son el tipo de café (normal o descafeinado), tipo de antioxidantes o sustancias bioactivas que contiene, la forma de prepararlo (hervido, expreso, con o sin filtro, etc.), cantidad consumida (mayor cantidad, menor riesgo de enfermedad) e incluso azúcar añadido, entre otros hábitos dietéticos. Los datos obtenidos no son concluyentes, pero lo que sí podemos sacar en claro es que un consumo de café moderado no está contraindicado en diabéticos ni supone un riesgo aumentado de padecer diabetes en personas sanas. Cabe destacar que la mayoría de los estudios observacionales encontrados defienden al café como un factor protector potencial frente al riesgo de desarrollo de estar enfermedad.

- Aunque el café eleva momentáneamente las cifras de TA, posiblemente por la producción de catecolaminas, las evidencias actuales en cuanto al consumo crónico de café con cafeína no muestran un mayor riesgo de HTA, es más, podría actuar como factor protector mejorando las cifras de TA. No obstante, son necesarios más trabajos para entender el papel de la cafeína en la HTA y para extraer posibles aplicaciones como estrategias terapéuticas.
- Aunque está comprobado que el consumo de café produce un balance negativo del calcio total, todavía no hay evidencias suficientes para relacionarlo con un mayor riesgo de osteoporosis. Sin embargo, sí podemos afirmar que una alimentación adecuada en todas las etapas de la vida es el factor que más influye en la prevención de la osteoporosis. Además, el café no figura como factor de riesgo en la denominada Escala predictiva de la Organización Mundial de la Salud para la Fractura (FRAX).

- Hasta el momento, parece ser que el café juega un papel protector o al menos neutro frente a la mayoría de los cánceres (no en el de vejiga ni páncreas), gracias a su contenido en sustancias antioxidantes que actúan contra los radicales libres.
- Respecto al metabolismo de los lípidos, no podemos catalogar al café como un alimento perjudicial o beneficio puesto que cuenta con sustancias bioactivas con efectos hipercolesterolémicos y anticolesterogénicos, por ello son necesarios más estudios para declinar la balanza hacia alguno de los dos lados.
- La cafeína es una buena ayuda ergogénica, ayuda a movilizar los depósitos de grasa y con ello, a reservar los glucógenos, retrasando por tanto la aparición de fatiga.

La conclusión general de esta sección es que el café y la cafeína no actúan como el factor de riesgo ni como el factor protector principal de ninguna enfermedad, sino que es la mezcla de este junto con otros factores (ambientales, sociales, genéticos y de estilo de vida) lo que determina el estado final de salud del individuo.

Las Metilxantinas

Así como mencionamos anteriormente, las metilxantinas son la teofilina, la cafeína y la teobromina. Estas tres y su relación, tienen un amplio impacto en la salud y el bienestar del consumidor. A continuación, se describen los principales efectos de las metilxantinas (principalmente la cafeína) en varios dispositivos y sistemas.

Sistema nervioso central

- Psicoestimulantes

La cafeína activa fuertemente el sistema nervioso central de una manera dependiente de la dosis, posiblemente al aumentar la liberación de norepinefrina.

Aumenta el estado de alerta, reduce el cansancio y la fatiga y mejora la capacidad de mantener la inteligencia y el estado de alerta a pesar de la falta de sueño. Además, al inhibir los receptores A2, la cafeína ejerce un efecto estimulante al liberar dopamina en el circuito de recompensa del cerebro (sistema mesolímbico y núcleo accumbens). Este efecto podría explicarse por un aumento en la fosforilación de DARPP-32, una fosfoproteína que regula la dopamina y el AMPc.

- Efecto de alivio del dolor

La cafeína tiene analgesia dependiente de la dosis y efectos analgésicos promovidos por los inhibidores de la serotonina.

- Respiración

La metilxantina estimula el centro respiratorio y es un broncodilatador. La teofilina es la más utilizada clínicamente, aunque tiene un estrecho margen terapéutico y provoca los efectos secundarios más graves. La cafeína mejora ligeramente la función respiratoria al aumentar la contractilidad del diafragma.

- Corazón

El uso de cafeína aumenta la presión arterial y tiene un efecto cronotrópico y positivo al inhibir los receptores de adenosina en el corazón, lo que resulta en un aumento de la frecuencia cardíaca. Por el contrario, el chocolate en dosis bajas induce la formación de óxido nítrico y reduce la presión arterial.

La cafeína no causa ni empeora las arritmias ventriculares, ni aumenta el riesgo de fibrilación o aleteo auricular, excepto en dosis muy altas. La teofilina y otras, en menor medida, las metilxantinas hacen que el corazón se contraiga más rápido que la digital y durante más tiempo que los fármacos beta-adrenérgicos. La metilxantina estrecha los vasos sanguíneos a nivel del cerebro.

- Musculoesquelético

La cafeína es la metilxantina más activa para mejorar las funciones corporales porque hace que los vasos sanguíneos se ensanchen a nivel muscular, aumenta la respuesta contráctil a la estimulación nerviosa y reduce el cansancio y la fatiga. Estimulante. La cafeína ha sido un limitador del ejercicio durante muchos años y se considera un "estimulante" si supera los 12 mcg/ml en la orina. Para una prueba positiva, beba unas 7 u 8 tazas de café y recoja la muestra después de 2-3 horas. Desde 2004, ya no es una sustancia prohibida en la lista de sustancias prohibidas, por lo que puede consumirse sin restricciones.

- Otros efectos (endocrinos, digestivos, etc.)

La cafeína aumenta el colesterol total, las lipoproteínas de alta densidad, las lipoproteínas de baja densidad y los triglicéridos de manera relacionada con la dosis, aunque el aumento no parece ser clínicamente significativo. Hay resultados contradictorios sobre el efecto de la cafeína en la sensibilidad a la insulina, mientras que otros sugieren que el efecto puede deberse a otras sustancias del café. La cafeína estimula las contracciones de la vesícula biliar, relaja el músculo liso biliar, reduce el colesterol en la bilis y estimula la secreción de ácido gástrico.

La cafeína es diurética y tolerable a largo plazo. Existe una ligera asociación positiva entre altas dosis de cafeína y glaucoma en pacientes con glaucoma. La cafeína y el chocolate reducen la agregación plaquetaria.

- Fertilidad y embarazo

La cafeína es uno de los factores de riesgo para la reducción de la fertilidad tanto en hombres como en mujeres, al igual que el tabaco y las drogas. El consumo moderado de cafeína no aumenta el riesgo de aborto espontáneo, retraso del crecimiento o microcefalia. Sin embargo, el alto consumo de cafeína en dosis variables antes y durante el embarazo aumenta el riesgo de aborto espontáneo en las no fumadoras.

Además, si un alto consumo se asocia con una alta actividad de CYP1A2, aumenta la probabilidad de aborto espontáneo recurrente. Consumir mucha cafeína en forma de café, té, chocolate o refrescos de cola durante el tercer trimestre puede limitar el crecimiento del feto. No se sabe si la cafeína induce el parto prematuro.

- Farmacocinética

La cafeína se absorbe rápida y completamente en el intestino, mostrando una biodisponibilidad del 100 %. El tiempo hasta la concentración plasmática máxima (Tmax) es de 30 a 45 minutos en ayunas y aumenta con la ingestión.

Su volumen de distribución es de 0,6-0,7 l/kg, atraviesa la barrera hematoencefálica y la placenta, y también se excreta en la leche materna, saliva, bilis y semen. La prueba de saliva se ha utilizado como un método no invasivo alternativo para monitorear las concentraciones plasmáticas de cafeína y teofilina. La proporción de cafeína unida a las proteínas plasmáticas (especialmente la albúmina) varía entre el 10 y el 35 % y puede reducirse en los ancianos. La alta variación interindividual en las concentraciones plasmáticas de cafeína observada con la misma dosis se debe principalmente a cambios en el metabolismo. Estas diferencias dependen de cuatro factores: polimorfismo genético, inducción metabólica e inhibición del citocromo P-450, sujeto (peso corporal y sexo) y presencia de enfermedad hepática.

. . .

La cafeína exhibe una cinética de eliminación de Michaelis-Menten, con una farmacocinética no lineal en dosis altas debido a la saturación de la enzima. Isoenzima del citocromo P-450 hepático (CYP), subfamilia 1A, gen 2 (CYP1A2) Metaboliza la mayor parte de la cafeína (95 %) por desmetilación, convirtiéndola en paraxantina (85 %), base de cacao (10 %) y teofilina (5 %)).). Luego también es metabolizado por CYP1A2 a monoxantina, que será un sustrato para la xantina oxidasa. La N-acetiltransferasa 2 convierte la paraxantina en AFMU. Otras enzimas como CYP2E1 y CYP3A3 están involucradas de varias maneras. Se han descrito hasta 25 metabolitos.

Solo el 1-2% de una dosis oral de cafeína se excreta sin cambios en la orina. La cafeína se considera un sustrato prototípico y un marcador fenotípico del metabolito CYP1A2 (xantina/relacionado con la cafeína) en plasma y saliva. En adultos, la vida media ($T^1/_2$) de la cafeína es de 3 a 5 horas.

En neonatos, tanto el metabolismo como la depuración de cafeína disminuyeron a niveles de adultos a los 6 y 3 meses, respectivamente, con un T½ de 100 horas. En los bebés, la teofilina se convierte en cafeína.

Entre los adultos, los fumadores tienen un TBI más bajo que los no fumadores. En los no bebedores de café, la cafeína se duplicó, lo que explica la mayor prevalencia y gravedad de la intoxicación en los no bebedores de café.

Interacciones con las drogas

- Farmacocinética

Las concentraciones de cafeína pueden reducirse si se induce su metabolito (CYP1A2). Las razones son: humo de cigarrillo, carne quemada, ciertas verduras crucíferas (brócoli y coles de Bruselas), bajo índice de masa corporal, sexo masculino y consumo de café (no enumerados). y después de tomar rifampicina y omeprazol. El tabaco induce el metabolismo de la cafeína, reduciendo así su concentración plasmática. Los fumadores que toman café y dejan de fumar duplicarán sus concentraciones de cafeína en plasma y pueden experimentar síntomas de intoxicación. Los niveles de cafeína pueden aumentar si se suprime el metabolismo. Ciertos procesos fisiológicos/patológicos (embarazo tardío, enfermedad hepática, obesidad, mujeres), alimentos (jugo de toronja), alcohol y drogas son prominentes en esto.

Estos incluyen antifúngicos (fluconazol, ketoconazol), antiarrítmicos (diltiazem, verapamilo), antidepresivos (paroxetina, fluoxetina, fluvoxamina), antipsicóticos (clorzapina, olanzapina), metilxantinas (teofilina, p. alopurinol) La cafeína aumenta la absorción y biodisponibilidad del paracetamol, ácido acetilsalicílico y ergotamina, lo que aumenta sus efectos analgésicos. Por el contrario, la cafeína reduce el aclaramiento de teofilina e inhibe de forma competitiva el metabolismo de la clozapina, lo que aumenta las concentraciones plasmáticas y la posibilidad de efectos adversos.

- Farmacodinámica

La cafeína tiene un efecto analgésico adicional cuando se toma con otros analgésicos, especialmente los AINE. La cafeína reduce los efectos sedantes de los barbitúricos y las benzodiazepinas en dosis bajas. Se cree ampliamente que el café reduce los efectos nocivos del alcohol. Los resultados son mixtos, en algunos estudios redujo la intoxicación, pero no el rendimiento psicomotor, en otros mejoró ambos parámetros y en otros la cafeína no alteró la adicción al alcohol. El uso concomitante con paroxetina o amoxapina puede causar síndrome serotoninérgico. Potencia los efectos de refuerzo y estimulantes de la nicotina, pero no altera la eficacia de la abstinencia de la nicotina durante el primer año de tratamiento. Potencia el efecto teratogénico del alcohol, la nicotina y los vasoconstrictores.

- Efectos secundarios agudos

Debido a la amplia variación entre individuos, la misma dosis de cafeína puede tener efectos adversos en una persona, pero ser bien tolerada en otra.

Los efectos secundarios más comunes de la cafeína son palpitaciones, frecuencia cardíaca acelerada, malestar estomacal, temblores, nerviosismo e insomnio. Las dosis altas pueden causar episodios de ansiedad intensa, miedo y ataques de pánico. Se han notificado casos de psicosis aguda inducida por cafeína en poblaciones sin psicosis o peores síntomas psicóticos en pacientes con esquizofrenia. Además, puede provocar reacciones alérgicas y es un alérgeno que provoca urticaria de origen desconocido en personas que consumen refrescos de cola. Los efectos secundarios más comunes de la teofilina son gastrointestinales, nerviosos y cardíacos.

- Efectos secundarios después de la exposición crónica

En general, no hay pruebas convincentes de que el consumo moderado de cafeína suponga un riesgo significativo para la salud de los adultos sanos.

- Sistema cardiovascular

El consumo de cafeína no está directamente relacionado con el riesgo de hipertensión. A pesar de los efectos sobre el metabolismo de los lípidos y la función endotelial, existen datos contradictorios sobre si el aumento del riesgo de enfermedad coronaria contribuye a la morbilidad y la mortalidad.

. . .

Las concentraciones de lípidos más altas se encontraron en el espresso endocrino, el moka, el café turco y el café preparado.

El café instantáneo y el café preparado con papel de filtro contienen niveles más bajos de estos lípidos. Sin un suplemento lácteo diario, la cafeína reduce la densidad ósea porque aumenta la acción de los receptores de glucocorticoides, que es un factor de riesgo importante para la osteoporosis. Este té no previene ni limita el aumento de peso en personas con sobrepeso o promedio que previamente han perdido 5-10% de su peso corporal.

- Nefrología

Como complemento de los medicamentos para el dolor, no se ha demostrado que cause enfermedad renal por sí solo o que empeore la enfermedad renal con medicamentos para el dolor. La cafeína aumenta la excreción urinaria de calcio y es uno de los muchos factores que contribuyen a la incontinencia urinaria en las mujeres.

- Digestión

La cafeína estimula la secreción de ácido gástrico y la actividad del colon. La relación entre la cafeína y las úlceras estomacales o duodenales no está clara. Sin embargo, beber café puede empeorar la ERGE, aunque este efecto puede ser causado por ingredientes del café distintos a la cafeína.

- Obstetricia y ginecología

El consumo de cafeína se asocia con retraso en la concepción, aumento de las tasas de aborto espontáneo y disminución del crecimiento fetal.

- Departamento de Pediatría

No se sabe lo suficiente sobre sus efectos secundarios a largo plazo en bebés prematuros. En niños y adolescentes provoca cefaleas crónicas diarias, incluso migrañas sin dolor, que desaparecen al reducir o dejar de comer.

- Neurociencia

En algunas personas, la cafeína puede causar trastornos del sueño debido a sus efectos sedantes paradójicos, un fenómeno que también se ha descrito particularmente con las anfetaminas. Por el contrario, dejar la cafeína puede provocar insomnio.

(DSM-IV). La cafeína psicoactiva puede causar ansiedad, ataques de pánico, abstinencia, adicción y trastornos del sueño.

- Carcinógeno

La cafeína puede alterar el control del ciclo celular y algunos mecanismos de reparación del ADN, y puede aumentar o contrarrestar la exposición a carcinógenos y mutágenos potenciales. Aunque los resultados son contradictorios, se sugiere que existe un vínculo entre el consumo de café y el cáncer de páncreas. Se ha informado que las mutaciones en el gen K-ras, un marcador del cáncer de páncreas exocrino, aumentan el consumo de café de manera dependiente de la dosis.

- Veneno

El envenenamiento más común ocurre en los no consumidores de cafeína, pero también en los consumidores de dosis elevadas o en los adictos a la cafeína en dosis altas. Los síntomas incluyen efectos farmacológicos exagerados, los más comunes son taquicardia, ansiedad, palpitaciones, temblores e insomnio.

Debido al desarrollo de la tolerancia, la intoxicación por cafeína puede no ocurrir a pesar del alto consumo de cafeína.

Otros síntomas descritos son coma con edema pulmonar, arritmias (desde taquicardia hasta fibrilación auricular o ventricular), infarto de miocardio y rabdomiólisis. La toxicidad neonatal puede manifestarse como agitación, irritabilidad, hipertonía, sudoración, taquicardia, taquipnea, distensión gástrica, insuficiencia cardíaca, edema pulmonar y cambios electrolíticos y metabólicos en la química del agua. La dosis letal aguda estimada de cafeína en adultos sería de 5 a 10 gramos por vía intravenosa u oral. Se han informado muertes por envenenamiento con cafeína, y un paciente incluso sobrevivió a intoxicación por 24 g.

. . .

La toxicidad crónica por cafeína puede manifestarse como miopatía, hipopotasemia, debilidad muscular, náuseas, vómitos, diarrea y pérdida de peso. El envenenamiento agudo con teofilina precede al vómito, mientras que el envenenamiento crónico se manifiesta con convulsiones y arritmias cardíacas.

Usos terapéuticos de la cafeína y posibles efectos beneficiosos del café

La teofilina se usa en adultos como broncodilatador de tercera línea para el asma y la enfermedad pulmonar obstructiva crónica. En pediatría se utiliza como broncodilatador y estimulante del sistema nervioso central.

La metilxantina es el fármaco de elección para el tratamiento de la apnea del prematuro. En tales casos, el citrato de cafeína debería ser el fármaco de elección porque tiene más beneficios que la teofilina y tiene el mismo efecto. La cafeína se usa con analgésicos para aumentar sus efectos analgésicos y antimigrañosos. También se usa para tratar la narcolepsia. Se han sugerido varios usos para la cafeína o el café, todos los cuales deben probarse en futuros ensayos clínicos controlados.

- Neurociencia

Aunque no se ha demostrado una relación dosis-respuesta, la cafeína reduce el riesgo de enfermedad de Parkinson (EP) tanto en hombres como en mujeres. El uso de estrógenos, incluso en pacientes que han tenido una histerectomía, interfiere con sus efectos beneficiosos. No está claro si la cafeína reduce el riesgo de EP independientemente del consumo de tabaco y alcohol. De ser así, se establecería la base para el uso de antagonistas del receptor de adenosina A2A y agonistas nicotínicos para tratar la EP. También se ha sugerido el uso de cafeína en otras enfermedades neurodegenerativas: enfermedad de Alzheimer y enfermedad de Huntington.

- Digerir

Algunos estudios de casos y controles han relacionado el consumo de café a largo plazo con un riesgo reducido de cáncer de colon y colon, pero ningún estudio de cohortes lo ha confirmado. Por otro lado, la cafeína puede reducir los síntomas y el riesgo de desarrollar cálculos biliares, pero estos efectos no se han descrito en el café, el té y los refrescos de cola descafeinados. El café puede contener un ingrediente que combate la cirrosis, principalmente el alcohol.

- Endocrino

Beber café o chocolate negro puede aumentar la sensibilidad a la insulina y reducir el riesgo de diabetes tipo 2. Este efecto puede deberse a que sus diversos componentes tienen propiedades antioxidantes.

- Obstetricia y ginecología.

La cafeína puede aumentar la motilidad de los espermatozoides, por lo que es útil para personas con debilidad física. No hay datos firmes sobre la relación entre la cafeína y la enfermedad mamaria. En dosis altas, puede aumentar el riesgo de desarrollar hipertrofia mamaria atípica o disminuir el riesgo de cáncer de mama en mujeres con la mutación BRCA. Debido al contenido de polifenoles en el té verde y negro, beber dos tazas de té al día se asocia con un 46 % menos de riesgo de cáncer de ovario.

- Cáncer/tumores

La cafeína tiene un efecto inhibitorio sobre las células cancerosas en casos experimentales de metástasis.

Esto sugiere que las metilxantinas pueden aliviar los síntomas de la enfermedad metastásica y reducir la morbilidad y mortalidad asociadas.

- Aspecto genético

La herencia genética puede representar el 35-77% de la ingesta de cafeína. Además, se ha demostrado que la existencia de un factor genético común (muchos grandes bebedores) es genética en el 28-41% de la influencia del consumo o abuso de café junto con el efecto del consumo de alcohol y tabaco.

. . .

CYP1A2 es polimórfico y el metabolismo deficiente de la cafeína se asocia con un mayor riesgo de infarto de miocardio no fatal.

- La cafeína como droga de abuso.

Las afirmaciones de que la cafeína es una droga de abuso son controvertidas. Por tanto, mientras que la Clasificación Internacional de Enfermedades de la OMS incluye la dependencia a la cafeína y las tasas de abstinencia e intoxicación, el DSM-IV-TR no documenta la presencia de adicción, aunque no reconoce indicaciones, que solo incluían la intoxicación por cafeína en el capítulo anterior. uso de estimulantes, con abstinencia como trastorno sujeto de prueba. Teniendo en cuenta la definición de adicción del DSM-IV-TR y los siete criterios que cumplen el diagnóstico de adicción, la cafeína puede considerarse una droga adictiva.

Por lo tanto, en el caso del consumo de cafeína, la mayoría de los consumidores deben cumplir al menos tres criterios específicos, a saber, la tolerabilidad, el síndrome de abstinencia específico y el hecho de que la cantidad consumida suele ser mayor o más continua de lo esperado originalmente durante un largo período de tiempo. hora. hora. Además, la cafeína actúa como un potenciador positivo que puede producir un efecto placentero o placentero, induciendo al autocontrol.

- Refuerzo positivo

La mejora inducida por las drogas es un importante impulsor de los patrones de consumo persistentes y la adicción a las sustancias. Los efectos potenciadores de la cafeína se han demostrado cuando se administra por vía intravenosa sola a animales y por vía oral a humanos. Entre ellos, los factores más importantes que pueden desempeñar un papel en la potenciación de los efectos de la cafeína son la presentación, el olor, el sabor, el contexto social y la dosis. Se observó una mejora en el 100 % de los consumidores de cafeína alta (1020-1530 mg/día) y en aquellos con antecedentes de trastornos por consumo de alcohol y estimulantes. En cambio, tiene menos sentido para consumidores moderados (128-595 mg/día).

. . .

Se ha sugerido que el autocuidado puede ser el resultado de buscar alivio en la abstinencia en lugar de un efecto de refuerzo positivo por sí mismo. El café también puede actuar como tónico. En comparación con otros psicoestimulantes como la cocaína y las anfetaminas, la cafeína tiene un mecanismo de mejora diferente y más débil.

Las personas pueden distinguir la cafeína (en forma de cápsula o taza de café) del placebo. Con la dosis de 100 mg, el 30-60 % de los participantes distinguieron correctamente, mientras que, con la dosis de 300 mg, la mayoría de los encuestados identificó correctamente la cafeína. A dosis bajas, la distinción se debe a un efecto psicoestimulante positivo, mientras que, a dosis altas, la distinción se debe a un efecto desagradable.

- Aceptación

Se define como la necesidad de consumir sustancias en dosis cada vez más altas que la dosis inicial para producir el mismo efecto, potenciar con la dosis inicial, o reducir este efecto con la dosis inicial. La tolerancia a la cafeína es a menudo un fenómeno de aparición rápida y baja intensidad que se alterna con otras metilxantinas, pero por un mecanismo diferente al de otras drogas (anfetamina y metilfenidato). El fenómeno de tolerancia puede explicarse por la acumulación no lineal de cafeína y sus principales metabolitos en un modelo multidosis.

En humanos, se ha demostrado que los efectos sobre la presión arterial, la frecuencia cardíaca y la diuresis, las concentraciones de epinefrina y norepinefrina y la actividad de la renina plasmática son tolerables durante varios días. También existe la capacidad de soportar interrupciones y cambios en el modo de suspensión.

¿Por qué a la gente le gusta el café?

Pueden existir muchas razones por las cuales a la gente le guste mucho el café. Aquí mencionamos varias de ellas:

- Analgésico

El café aumenta la eficacia de los analgésicos, especialmente la de los medicamentos que actúan contra el dolor de cabeza y puede aliviar a algunas personas el asma. Por esta razón, algunos fabricantes de aspirinas también incluyen una pequeña dosis de cafeína en la pastilla.

- Antidiabético

La toma de café puede reducir el riesgo de diabetes mellitas de tipo II hasta la mitad. Se ha demostrado mediante estudios de estos pacientes que existe una relación lineal.

- Antineoplásico

Algunos de los efectos beneficiosos se pueden restringir a un sexo. Por ejemplo, se ha demostrado que reduce la aparición de cálculos biliares y enfermedades en la vesícula biliar en hombres. El café también puede reducir el riesgo del carcinoma hepatocelular, una variedad de cáncer de hígado.

- Cardioprotector

El café reduce la incidencia de cardiopatías, aunque se desconoce si esto es así sencillamente porque libra a la sangre del exceso de grasa o si es debido a su efecto estimulante. Un estudio de la Iowa Women´s Health mostró que las mujeres que consumían café sufrían menos episodios de enfermedades cardiovasculares y tenían menos probabilidades de padecer cáncer que la población general.

- Laxante / Diurético

El café también es un potente estimulante del peristaltismo, es decir, de los movimientos musculares propios de estómago e intestinos que facilitan su digestión por lo que se le considera que evita el estreñimiento. También es diurético.

- Memoria y Resistencia física

Mucha gente bebe café por su habilidad de aumentar la memoria a corto plazo y el cociente intelectual. En pruebas de tiempo de reacción, tiempo de toma de decisiones y razonamiento espacio-visual se ha encontrado una relación positiva entre los resultados obtenidos y la cantidad de café que esa persona consumía diariamente. También cambia el metabolismo de la persona, de tal forma que su cuerpo convierte una mayor proporción de lípidos a carbohidratos, lo que puede ayudar a evitar la fatiga muscular.

- Prevención de otras enfermedades

Varios estudios han encontrado una relación estadística entre el consumo de café y la aparición de ciertas enfermedades. Así, las personas de consumo moderado de café tienen menos probabilidades de desarrollar Alzheimer que aquellas con un consumo inferior de menos de 1 taza al día. Así mismo, los consumidores de café tienen menos probabilidad de contraer la enfermedad de Parkinson más adelante en su vida.

¿Es el café problemático para usted?

El término científico apropiado para los trabajadores que tienen problemas con el consumo excesivo de café es Trastorno por Consumo de Cafeína.

Entonces, ¿crees que tienes problemas serios con el café? Según la Asociación Americana de Psiquiatría, si manifiestas al menos los tres primeros de los siguientes criterios en un periodo de doce meses, entonces es probable que sufras un Trastorno por Consumo de Cafeína:

1. Un deseo persistente o esfuerzos infructuosos por reducir o controlar el consumo de café.

2. Consumo continuado de café a pesar de saber que tiene problemas físicos o psicológicos que probablemente hayan sido causados por el café.

3. Abstinencia, tal como se manifiesta en cualquiera de los siguientes casos:

- El síndrome de abstinencia característico del café.
- El café se toma para aliviar o evitar los síntomas de abstinencia.

4. El café se toma a menudo en cantidades mayores o durante un período más largo de lo previsto.

5. El consumo de café da lugar a un incumplimiento de las obligaciones de las funciones principales en el trabajo (por ejemplo, retrasos repetidos o ausencias del trabajo relacionadas con el consumo de café o el síndrome de abstinencia).

6. Tolerancia, definida por uno de los siguientes factores

- Necesidad de aumentar la cantidad de café para conseguir el efecto deseado.

- Efecto notablemente disminuido con el uso continuado de la misma cantidad de café.

7. Gran cantidad de tiempo dedicado a las actividades necesarias para obtener el café, consumir cafeína o recuperarse de sus efectos.
8. Ansiedad o un fuerte deseo o impulso de consumir café.

Si te identificas con al menos los tres primeros criterios, es hora de cambiar tu rutina diaria, ¡ya que ahora tienes problemas con el café!

Desglosando los factores

Aquí mostraré unos ejemplos que ayudaran a visualizar más fácil los diferentes trastornos o las diferentes maneras en la que la cafeína puede afectar a distintos tipos de personas por distintas razones.

Larry es un alto directivo de una empresa privada. El año pasado, solía tomar café a diario. Llenaba su taza de capuchino caliente dos veces al día, sin ser adicto a él. No estaba atado a la cafeína y el café no era una necesidad para él, como para otros colegas. "Oye Roger, ¿tienes tiempo para un descanso?"

. . .

Por supuesto, el café acompañó su descanso con el colega.

Aunque no es un bebedor empedernido, Larry sentía que el café no podía satisfacer sus necesidades. La ansiedad por cumplir los estrictos plazos, unida a la presión de sus supervisores, empezó a ser insoportable. Sufría de insomnio, se ponía nervioso con la familia y los amigos y, lo que es peor, ya no podía ni siquiera realizar tareas sencillas y no era tan productivo como antes. Decidió buscar ayuda. Acudió a médicos, psicólogos, psicoterapeutas y otros profesionales para pedir consejo. Los médicos le dijeron que no podía metabolizar la cafeína como los demás y que era susceptible de sufrir un mayor riesgo de enfermedad cardíaca, incluso con sólo dos tazas diarias de café.

Después de un tiempo considerable, comprendió que tenía que adaptar su consumo de café a un nivel que fuera tolerable para su cuerpo. Reduciendo el consumo de café era la única forma de volver a ser él mismo.

. . .

En este ejemplo, el directivo buscó ayuda para personalizar su consumo de café. Si alguien le hubiera dicho que dejara el café hace un año, habría dicho: "No puedo imaginar un mundo sin café". Ahora sabe que puede ser más productivo en el trabajo, cambiar su mentalidad general, expresar pensamientos positivos a su familia y amigos, aliviar el estrés en las tareas laborales cotidianas y reducir el riesgo de padecer enfermedades mortales. Todo lo que tenía que hacer era limitar su consumo de café, un compromiso que sólo él podía asumir.

Sandra, una enfermera que trabaja en el hospital de oncología, se enfrentó a problemas similares.

"Tratar con pacientes de cáncer en una clínica hospitalaria puede ser un trabajo realmente estresante. El café me mantiene alerta en este entorno de trabajo tan acelerado", explicó Sandra a su jefe, que trató de ayudarla a sobrellevar el estrés.

Consultó a su médico de cabecera y, una semana después, decidió dejar el café.

. . .

Sandra no encontró ninguna razón para limitar el consumo de café. Pensaba que el café era un medio para ayudarla a superar los días difíciles en la clínica del hospital.

Lo que no sabía era que, aparte de los efectos estimulantes del café en el sistema nervioso central, que la hacían sentirse despierta y alerta, la cafeína interactuaba con la medicación que tomaba para controlar los ataques asmáticos. Amplificaba los efectos de la cafeína, lo que podría haber provocado síntomas de sobredosis, y posiblemente haber aumentado el riesgo de hipertensión arterial, ataque cardíaco, derrame cerebral o convulsiones. Ese fue el catalizador de su decisión de abstenerse del café.

Jenny es profesora de primaria y está en la primera fase de su embarazo. Como muchas otras profesoras americanas, bebe café, a veces demasiado. Piensa que tres o cuatro tazas de café son normales y, sin saberlo, pone en riesgo su embarazo.

. . .

De hecho, una publicación científica encontró una conexión significativa entre el consumo de café/cafeína y un mayor riesgo de aborto espontáneo en las mujeres. Para las mujeres que planean quedarse embarazadas, las directrices sugieren que el consumo de cafeína no debe superar los 300 mg al día.

¿Qué se desprende de los ejemplos mencionados? Por supuesto, que el consumo de cafeína y sus efectos sobre la salud humana dependen de muchos factores, son diferentes entre los individuos e interactúan con muchos comportamientos.

Genética

Algunos trabajadores pueden soportar cantidades de cafeína superiores a las recomendadas sin tener efectos secundarios, mientras que otros no. En otras palabras, puede ser más fácil para algunos trabajadores evitar (o dejar) la cafeína y el café que, para otros, debido a pequeñas variaciones en su ADN.

. . .

Uso de medicamentos

Algunos medicamentos y suplementos de hierbas pueden ser perjudiciales cuando se consumen junto con la cafeína. Se sugiere hablar con el médico de cabecera para saber si la cafeína interactúa con determinados medicamentos.

Condiciones específicas

El embarazo, los trastornos mentales u otras afecciones sistémicas pueden interactuar con el consumo de café. Los trabajadores que pertenecen a cualquiera de estas categorías deben ser plenamente conscientes de los efectos aditivos, que podrían ocurrir con el consumo de café.

Conclusión clave: El café se considera normalmente seguro, sin embargo, los trabajadores deben ser conscientes de que el café es una droga y puede ser problemático en determinadas circunstancias.

Encontrar un equilibrio

La mayoría de los estudios afirman que el café y la cafeína son buenos para la salud, cuando se consumen de forma adecuada y eficiente. Lo único que hay que hacer es encontrar un equilibrio con él, al igual que con cualquier otra cosa.

El café puede mejorar la función cognitiva, el rendimiento físico y estimular el metabolismo. Por el contrario, beberlo en exceso puede ser perjudicial para tu salud en general.

Debes encontrar tus propios límites cuando quieras beber café, especialmente en el trabajo.

En los siguientes capítulos, expongo los pasos necesarios que debes seguir para personalizar tu consumo de café y poder disfrutar de sus beneficios durante la jornada laboral.

2

PASO 1: AFRONTÉMOSLO, TU TAMBIEN LO ESTAS BEBIENDO

Reconocer el problema

LA PRIMERA REGLA que debes seguir para combatir tu problema es admitir que lo tienes. Es muy fácil reconocer que puedes tener algún problema con el café. Tanto si rellena su taza de café más veces que su botella de agua -incluso más veces que sus visitas al baño- como si sus colegas le llaman en broma "Sra. Espresso", es el momento de empezar a pensar que debe cambiar las cosas y empezar a tomar medidas.

Tipos de bebedores de café

Eche un vistazo a las siguientes categorías y determine cuál le describe mejor.

. . .

Los "Yawny" (cansados)

Este tipo de empleados siempre están cansados en el trabajo. Puede que hayan salido con amigos la noche anterior o se hayan quedado viendo la nueva serie de Netflix con su novia/novio, y lo más probable es que no hayan dormido y descansado lo suficiente. Suelen bostezar por todo el lugar de trabajo, especialmente a primera hora de la mañana, y siguen bebiendo café a lo largo del día para seguir adelante sin quedarse dormidos. Estos tipos deberían abordar la raíz del problema, que no es otra que la falta de sueño. La Fundación Nacional del Sueño sugiere una duración del sueño de entre siete y nueve horas por noche para los adultos de entre 18 y 65 años como medio para mejorar su salud y bienestar.

"Los amantes del sabor"

. . .

Estos empleados no anhelan el café por sus bien documentados efectos positivos sobre el rendimiento y la productividad.

Desean oler y probar el café en sus diferentes mezclas, tuestes, sabores y granos. Suelen consumir una gran cantidad de café y cafeína simplemente porque no pueden soportar vivir sin su sabor único y extraordinario. Como ya hemos mencionado en este libro, las investigaciones han demostrado que la gran mayoría de los trabajadores consumen café porque les gusta su sabor. Si el sabor es importante, cambiar al café descafeinado podría ser una mejor solución, aunque no la preferible.

Aunque el café descafeinado puede no tener los efectos secundarios adversos del café normal, tampoco ofrece los mismos beneficios para la salud que éste, cuando se consume adecuadamente. Además, está demostrado que el café descafeinado podría aumentar los niveles de colesterol e inducir daños en el corazón, debido al mayor contenido de grasa de los granos de café descafeinado.

. . .

Cuando intenté controlar mi propia adicción al café, bebí té en diferentes variedades: negro, verde, rooibos, blanco, oolong... todos ellos únicos con sabores excepcionales. Cada uno de ellos satisfacía mis necesidades durante los días ajetreados y, lo más importante, contienen mucha menos cafeína que el café.

"Los distraídos"

Una característica común de este tipo de trabajadores es el estado de "rueda de hámster" de sus mentes: mentes que no están presentes cuando deben estarlo, como en el trabajo.

Los trabajadores distraídos se sienten llenos de energía mientras se dirigen al trabajo, dispuestos a contagiar su espíritu de productividad a los compañeros. Luego, de forma inesperada, empiezan a desplazarse por Facebook, Instagram, Twitter, otras plataformas de medios sociales y las noticias, olvidando la razón por la que vinieron a trabajar en primer lugar.

. . .

La investigación de Udemy ha demostrado que el 70% de los trabajadores estadounidenses se sienten distraídos en el trabajo y el 36% de los millennials pasan dos o más horas por día de trabajo mirando sus teléfonos por ocio.

En ocasiones, este tipo de personas pueden sufrir una serie de trastornos y descubrir que el consumo de café mejora la concentración. Esto se debe a que el café induce la producción de dopamina en los seres humanos, un neuroquímico que controla la capacidad de enfocar y mantener la concentración.

Al final, la mayoría de los trabajadores acaban bebiendo café para ayudar a desarrollar el enfoque y la concentración para las tareas que hay que hacer, bloqueando todas las demás distracciones del entorno laboral.

Hay muchas razones para beber café en el lugar de trabajo. El primer paso que debe dar un amante del café es reconocer las razones que contribuyen a su consumo excesivo.

. . .

¿Cuáles son algunas de las razones que le hacen querer beber café?

Es normal que queramos probar algo cuando vemos que otras personas tienen un comportamiento repetido. Nos decimos cosas como: "¿Por qué no probarlo?". Esto es lo que ocurre con el café. Lo mismo ocurre con muchos otros comportamientos; desde pedir comida con los compañeros por Internet, hasta fumar sistemáticamente durante los descansos, etc.

Esto está bien. Sin embargo, hay que hacer una comparación clara. ¿Qué comportamientos son buenos y cuáles se consideran perjudiciales?

Sigue adelante e incorpora comportamientos positivos en tu vida (por ejemplo, socializar en el lugar de trabajo, aprender a ser tan productivo como otros compañeros, etc.). Fumar y pedir comida basura son comportamientos perjudiciales, pero el consumo de café tiene una cierta particularidad: Es un buen comportamiento que puede transformarse fácilmente en uno malo, ya sea a corto o a largo plazo.

Conclusión clave: Si consumes regularmente café, asegúrate de que siga siendo un buen hábito y no dejes que se transforme en uno malo.

Informe a sus compañeros de trabajo

Socializar es algo muy común y esperado hoy en día. De hecho, ser social en el lugar de trabajo es de suma importancia.

En el lugar de trabajo suele haber dos grupos de trabajadores.

Algunos prefieren estar solos cuando trabajan; sólo quieren hacer el trabajo y ya está. Otros prefieren estar en contacto con sus compañeros de trabajo y compartir sus noticias, asuntos que conciernen a la vida diaria en el trabajo, e incluso problemas personales.

. . .

Pertenecer al segundo grupo de trabajadores puede ser muy gratificante, sobre todo si eres un amante del café que intenta equilibrar el consumo.

La discusión con los colegas y compañeros de trabajo siempre puede ayudar con sus problemas personales.

Cuéntales tu historia. ¿Por qué crees que estás bebiendo demasiado café? Nunca se sabe: es posible que sus colegas también hayan tenido un pasado problemático con el café, o que tengan amigos que hayan estado en su lugar y puedan proponer soluciones que les hayan ayudado a superar sus propios problemas.

3

PASO 2: ADQUIERE ENERGÍA NATURAL, NO CAFEÍNA

La cafeína produce una energía "falsa"

Las razones por las que bebes demasiado café pueden minar tu falta de energía en el trabajo. Para la mayoría de nosotros, la cafeína es una forma de aumentar la energía durante la jornada laboral. De hecho, la cafeína y el café no proporcionan energía real a nuestro cuerpo. Simplemente engañan a nuestro cuerpo para que produzca una energía "falsa". ¿Por qué?

La cafeína tiene tres mecanismos de acción principales, uno de los cuales es el antagonismo a nivel de los receptores de adenosina.

· · ·

El café y la cafeína aumentan los niveles de varios neurotransmisores que se encargan de bloquear la acción de los receptores de adenosina en el sistema nervioso central.

Estos receptores sirven para promover el sueño, lo que hace que nos sintamos somnolientos cuando nuestros niveles de energía bajan y hemos estado despiertos durante un largo periodo de tiempo.

En otras palabras, la cafeína sólo engaña a nuestro cerebro al detener un descenso de energía en lugar de producir energía química legítima.

Además, la cafeína aumenta las hormonas como la adrenalina, que hace que el corazón lata más rápido, enviando más sangre a nuestros músculos y liberando energía en todo nuestro cuerpo.

Aumento de los niveles de ATP

Los estudios han demostrado que la energía real de nuestro cuerpo se origina en la molécula de trifosfato de adenosina (ATP). El ATP es una molécula de alta energía que almacena la energía necesaria para que nuestro cuerpo realice todo lo que hacemos.

Las moléculas de ATP actúan como baterías "humanas" y se crean y mantienen a partir de las fuentes en las que absorbemos energía (por ejemplo, los alimentos). Cuando los niveles de ATP están por debajo de lo normal, esas baterías deben recargarse, ya que de lo contrario se producirá fatiga física y mental.

A partir de entonces, aumentar los niveles de ATP es la clave para intentar encontrar el equilibrio con el consumo de café.

Vitaminas B, verdaderas fuentes de energía

"Oye Jack, me he dado cuenta de que últimamente bebes menos tazas de capuchino".

. . .

"Dejé mi taza de café de la tarde, Bob. Esa única taza supuso una gran diferencia. Antes, ¡no podía ni dormir por la noche!"

"¿Cómo lo has conseguido? Sin esa taza, no creo que pudiera seguir trabajando. Me quedaba dormido en el escritorio en un abrir y cerrar de ojos".

"Lo que ha cambiado es la calidad de mi comida, Bob. Mis comidas al mediodía están enriquecidas con vitaminas B".

Jack contrarrestó la falta de cafeína con una nutrición adecuada. Ahora come alimentos que contienen muchas vitaminas del grupo B.

Hay un total de ocho vitaminas B: B1, B2, B3, B5, B6, B7, B9 y B12. Aparte de su beneficio general para la salud humana, ayudan a nuestro cuerpo a producir cantidades considerables de energía -en forma de ATP- y a sintetizar importantes moléculas de señalización y sustancias neuroquímicas.

Más concretamente, la B2 contribuye al metabolismo energético, la B3 y la B6 ayudan a la producción de ATP, la B5 facilita la formación de enzimas mitocondriales y la B12 aporta el oxígeno necesario a las células.

Así que, si quieres recargar las pilas, consumir alimentos como el pescado, los cereales integrales, los frutos secos, las setas, la carne, las patatas, los plátanos y las legumbres puede aportarte vitaminas B3 y B6, aumentando directamente los niveles de ATP.

Lleva esos alimentos energéticos al lugar de trabajo. Depende de ti y de tu gusto personal. Puedes probar una amplia gama de bebidas en lugar del café y conseguir la misma satisfacción, como la leche de plátano y otros batidos que contienen una mezcla de frutas, todas ellas beneficiosas y saludables.

Pero espera, me olvidaba... prefieres las bebidas energéticas, ¿no? Bueno, al fin y al cabo, se trata de lo disciplinado que seas, así que ¡asegúrate de construir tu horario saludable!

Aligera tu carga de trabajo, sé flexible

Sé que puedes estar trabajando muchas horas. Si trabajas a tiempo completo en un sector de ritmo rápido, no es fácil encontrar un equilibrio entre el trabajo y la vida privada. Sin embargo, es esencial para tu salud y energía encontrar este equilibrio. ¿Trabajas para vivir o vives para trabajar? ¿Cuál de las dos opciones te describe mejor?

1) ¿Está usted impulsado por su carrera?

2) ¿Buscas el equilibrio entre vida y trabajo?

Sea cual sea el caso, una cosa es cierta: Trabajar en exceso perjudica tu salud y acabas bebiendo cantidades ingentes de café. Esta frase me parece tan importante que la voy a repetir: El exceso de trabajo es perjudicial para la salud y se acaba bebiendo grandes cantidades de café.

. . .

Para reforzar mi punto de vista, la Organización Mundial de la Salud introdujo recientemente el término burnout, un síndrome resultante del exceso de trabajo que conduce a sentimientos de agotamiento y energía, así como a una menor eficacia profesional.

Para muchos trabajadores, cuando se sienten cansados y necesitan energía, el café y la cafeína son las soluciones instantáneas para pasar el día.

Pero esa no es la solución adecuada.

¿Qué debe hacer?

- No intentes terminar todas tus tareas en un solo día.

Por supuesto que hay plazos, pero establecer un calendario adecuado a lo largo de la semana puede hacer que las cosas funcionen. Quizá debas mejorar tus habilidades de gestión de proyectos.

- A menos que tu trabajo te obligue a estar allí, habla de las oportunidades de trabajo a distancia con tu jefe/supervisor.

No tengas miedo de pedirlo. Cuando lo hice por primera vez, argumenté que trabajar desde casa una o dos veces a la semana me hace sentir cómodo, más dedicado a mi trabajo y más productivo, ¡sin tener que desplazarme a la oficina!

Me ahorré aproximadamente dos horas de desplazamiento en total, que en cambio pasé a dedicar a mi trabajo. Y lo que es más importante, trabajar a distancia me ayudó a prescindir de dos o tres tazas de café en esos días y encontré la "verdadera" energía que buscaba.

4

PASO 3: MEDITACIÓN, UN ALIADO ESPIRITUAL

La meditación es un medicamento

A veces, crear la mentalidad adecuada puede ayudarte a encontrar la energía que te falta, así como a convertirte en una mejor versión de ti mismo.

La meditación se refiere a una variedad de prácticas, desde la mejora de la relajación y la concentración, hasta la mejora del bienestar y la promoción de actos desinteresados. De hecho, la meditación a largo plazo estimula eficazmente diferentes partes del cerebro, induciendo cambios en las funciones cognitivas cotidianas.

. . .

La meditación, en mi opinión, debería considerarse un tratamiento médico complementario, como si un médico escribiera una receta. Es una solución práctica para contrarrestar la adicción al café, en comparación con los tratamientos convencionales.

Sencillamente, la meditación libera naturalmente dopamina (la hormona de la "felicidad"), que es muy beneficiosa.

También hay muchas razones por las que la meditación puede ayudarte a superar y vencer la adicción a la cafeína mientras estás en el trabajo; algunas de ellas son:

- Las técnicas de meditación entrenan a tu cerebro para que produzca las mismas sensaciones positivas y de satisfacción que cuando consumes café.
- La meditación le ayuda a controlar la adicción en lugar de dejar que ésta le controle a usted. No te impide consumir, sólo te entrena para evitar los pensamientos y comportamientos adictivos.

Considera este ejemplo:

Ser adicto es como estar sentado en el asiento trasero de un taxi donde el café es el conductor. La meditación invierte la situación: Ahora te sientas en el asiento del conductor mientras el café va en el asiento trasero. Te dice lo que tienes que hacer (antojos), pero tú, como conductor, eres totalmente responsable de llegar al destino (controlas tus ganas de café).

- La meditación se ocupa eficazmente del estrés, que es el responsable potencial de la adicción a la cafeína.

Cuando alcanzas tus límites de estrés, empiezas a sentirte mal (por ejemplo, ansioso, deprimido, etc.). Acabas bebiendo café en exceso para volver a sentirte bien, en tu necesidad de aliviar el estrés.

- La meditación ayuda a aumentar tu tolerancia al estrés, haciéndote inmune al café.

Las técnicas de meditación son realmente un

avance y ayudan a muchas personas a vivir una vida feliz y plena. Por no hablar de las personas que trabajan en empleos con mucho estrés, con jefes exigentes, muchos plazos, horarios de trabajo inhumanos y compañeros malhumorados.

La meditación debería ser necesaria en el mundo actual. James Allen, el famoso autor británico, señaló una vez "La meditación es el secreto de todo crecimiento en la vida espiritual y el conocimiento".

La meditación proporciona beneficios excepcionales a muchos problemas relacionados con la salud, a diferencia de los tratamientos convencionales, ya que simplemente explota las poderosas capacidades de tu mente. Si realizas una rápida búsqueda en Internet, te sorprenderá ver que la meditación se incluye como una útil alternativa (o complemento) a varios tratamientos, incluida la desintoxicación de adicciones.

Técnicas de meditación para trabajadores

"¿Meditación? ¡No tengo tiempo para eso! Quiero decir, sé que probablemente me ayudará, pero estoy agobiado en el trabajo y no tengo tiempo".

Esto es lo que me dijo Nick, un antiguo colega, cuando le aparecieron los primeros signos de adicción al café y la cafeína.

Créeme cuando te digo: La meditación puede realizarse en cualquier lugar. Todo lo que se necesita es una conexión Wi-Fi y cinco minutos de tu precioso tiempo en el trabajo. ¿Crees que no tienes tiempo? Piensa en esos cinco minutos como el tiempo que tardarías en prepararte el café.

En mi lucha por vencer el consumo excesivo de café, busqué ayuda en Internet. Entre muchas cosas, encontré una aplicación muy prometedora, llamada "Simple Habit/The Best Meditation App for Busy People".

. . .

Debo admitir que al principio subestimé la meditación y el mindfulness. No pensé en los beneficios potenciales que podría tener. Sin embargo, después de darle una oportunidad, tuvo un tremendo impacto en mí. Tenía curiosidad por la aplicación porque parecía diseñada específicamente para personas ocupadas, destinada a quienes no tienen mucho tiempo para dedicar a la meditación.

Efectivamente, incluye varias funciones de meditación que, a través de la guía de expertos/terapeutas certificados, ayudan a las personas a mejorar la concentración, aliviar el estrés y respirar mejor. Se ofrecen para aquellos que están en movimiento, y todo lo que tienes que hacer es comprometerte durante sólo cinco, diez o veinte minutos.

También me enseñaron una técnica increíble: cómo ser consciente durante la pausa del almuerzo. En lugar de comer rápido y ser glotona, aprendí a disfrutar de cada bocado, notando el olor y el sabor de mi comida. Ahora me tomo mi tiempo para charlar con los colegas, estando presente y consciente en el momento, eliminando todas las distracciones.

. . .

Olvídate de comer delante de tu portátil de negocios mientras revisas tus correos electrónicos. Eso es totalmente erróneo. Y tampoco te va a ayudar a concentrarte. Deja todo lo que estés haciendo. Simplemente vete al bonito parque que hay cerca de la oficina y disfruta de tu comida, ¡sin responder a ninguna llamada telefónica! Encontrarás la calma y relajarás tu mente.

Este tipo de meditación te ayudará sin duda a restablecer y volver a concentrarte para la segunda mitad del día, como me ocurrió a mí.

Aprovecha la revitalización que recibirás para seguir trabajando a lo largo de un día ajetreado. Realmente marca la diferencia. Además, ¡estarás un paso más cerca de controlar el consumo de café!

5

PASO 4: REEMPLAZAR, NO RENUNCIAR
RENUNCIAR EMPEORA LAS COSAS

Si crees que ninguno de los pasos hasta este punto te va a funcionar, es muy posible que estés pensando en seguir el camino más "fácil", que no es otro que dejar de consumir café de golpe. Si decide que cortar el café sería la cura para su problema, probablemente se equivoque. Dejar el café de golpe puede provocar un síndrome de abstinencia insoportable. Mira este ejemplo:

"Tomaba mucho café, quizá cuatro o cinco tazas en un día de trabajo. Entonces, decidí dejarlo durante un par de semanas para ver si mi rendimiento y productividad mejoraban. Esperaba conseguir más en menos tiempo, pero... por el contrario, tenía unos dolores de cabeza terribles, no podía mantener los ojos abiertos en el trabajo y… mis niveles de energía... olvídate".

. . .

Uno de los errores más graves que se pueden cometer es intentar dejar el café de forma instantánea, dejar de fumar. Esta es la razón por la que muchos trabajadores nunca pueden superar sus problemas con el café.

Antes de comenzar a hablar sobre cómo podríamos reemplazar o renunciar al café (dependiendo de tu decisión), explicaré rápidamente que es el síndrome de abstinencia.

Síndrome de abstinencia

Dependencia mental o física (síntomas y signos) manifestada por un individuo como resultado de la reducción o reducción del consumo de cafeína. El síndrome de abstinencia de cafeína está bien caracterizado y clasificado como un diagnóstico en la CIE-10.

El síndrome de abstinencia se puede demostrar en animales después de la interrupción de altas dosis de cafeína. En varios estudios experimentales y encuestas de usuarios, se puede demostrar que los síntomas de abstinencia aparecen después de suspender la cafeína y desaparecen o desaparecen cuando se vuelve a introducir la cafeína. Se cree que los patrones de consumo de cafeína son más sensibles a evitar la abstinencia que los posibles efectos de refuerzo positivos que pueden resultar de dosis inferiores a 100 mg/día que inducen síntomas.

Los síntomas de abstinencia comienzan aproximadamente de 12 a 24 horas después de que se interrumpe el consumo, con una intensidad máxima que ocurre entre 24 a 48 horas y una duración de 2 a 9 días. Los síntomas generales empeoraron con dosis diarias más altas no utilizadas. El síntoma más común es el dolor de cabeza. También se han observado fatiga a corto y largo plazo, fatiga y disminución del estado de alerta.

Estos síntomas tienen una duración limitada y generalmente desaparecen después de consumir cafeína. La disminución de la somnolencia y la alegría, y el deseo de socializar mostraron comportamientos similares en el tiempo y la reversibilidad.

. . .

Estado de ánimo deprimido, dificultad para concentrarse, irritabilidad y poca motivación para trabajar.

Los síntomas más destacados asociados con los síntomas de abstinencia son deterioro cognitivo y conductual, aumento del flujo sanguíneo cerebral, cambios en el EEG, taquicardia, temblor, disminución de la presión arterial, ejercicio y excreción de adrenalina en la orina. Las investigaciones han demostrado que las mujeres a las que se les ha diagnosticado dependencia de la cafeína y tienen antecedentes familiares de alcoholismo tienen más probabilidades de seguir consumiendo cafeína durante el embarazo. Este hecho sugiere que un diagnóstico de dependencia a la cafeína puede ser un indicador de susceptibilidad a las drogas.

Para algunas personas, comer chocolate es un hábito que casi podría verse como una adicción. Como se mencionó, además de teobromina y cafeína, el chocolate también contiene anandamida (una hormona hormonal), triptófano (precursor de la serotonina) y algunas fenetilaminas. Estas sustancias parecen ser las responsables del placer y abuso del chocolate. Como hemos visto en este libro, la cafeína se puede considerar como una droga, un nutriente y una droga dependiendo de cómo, en qué dosis y cuándo.

Si así lo desea, puede seguir los siguientes consejos para dejar el café de golpe o poco a poco, pero tome en cuenta las consecuencias que mencionaré más adelante:

Deja de tomar café poco a poco

Si bebe mucho café al día, tres o más tazas cada 24 horas, es posible que desee dejar el café gradualmente. Esto hará que tu cuerpo se acostumbre más fácilmente a consumir menos café y los síntomas de abstinencia no serán tan severos.

- Puede comenzar reduciendo su consumo de tres tazas al día a dos tazas al día durante cinco días y luego una taza durante los próximos cinco días. Entonces, durante los últimos cinco días, puede pasar sin café. Por lo general, si puede pasar 5 días a la semana sin café, puede dejarlo o reemplazarlo con una fuente saludable de cafeína.

Deja el café de golpe.

Otra forma es desafiarte a ti mismo a dejar de tomar café de repente por un corto periodo de tiempo, como no tomar café durante una semana. Tenga en cuenta que puede experimentar síntomas graves de abstinencia durante los primeros cinco o siete días después de dejar de beber café en seco.

- Dejar el café en seco a veces puede ser un verdadero desafío, especialmente si cree que es adicto al café y quiere dejar el hábito. También puede desafiarse a sí mismo a no tomar café con un amigo, dejar de tomar café frío y apoyarse mutuamente cuando se presenten síntomas de abstinencia.

Debes estar mentalmente preparado para sentirte letárgico, confuso e incapaz de concentrarte.

En el primer o segundo día sin café, puede comenzar a sentirse desorientado y letárgico por la mañana o por la tarde. Si sueles beber de tres a cuatro tazas de café al día en determinados momentos, es posible que te sientas somnoliento o distraído en esos momentos del día. Son síntomas de abstinencia normales (si no molestos).

- Algunas personas también tienen escalofríos y sudor cuando dejan de tomar café. Es necesario prepararse para enfrentar estos síntomas durante el día.

Trata los dolores de cabeza provocados por la abstinencia.

. . .

Los dolores de cabeza por abstinencia se pueden aliviar manteniéndose hidratado bebiendo muchos líquidos durante el día.

Reemplace todas las tazas de café que beberá durante el día con tazas de agua.

- Si el dolor de cabeza es insoportable, puede tomar analgésicos disponibles sin receta médica. Siga las instrucciones de la etiqueta y tome solo la dosis recomendada.

Elimina los síntomas de abstinencia durmiendo.

El sueño puede ser una buena forma de combatir los síntomas de abstinencia, como el letargo o los dolores de cabeza. Puede acostarse más temprano de lo habitual, especialmente el primer o tercer día después de dejar de tomar café. También puede tomar una siesta de 30 minutos durante el día para permitir que su cuerpo se recupere de la falta de café y dormir para deshacerse del dolor de cabeza.

- Si tiene dificultad para dormir debido a los síntomas de abstinencia, puede tomar melatonina. Puede comprar medicamentos recetados o de venta libre en su farmacia local. Si ya tiene problemas de salud, debe consultar con su médico antes de tomar melatonina.

Si sufres de migrañas, toma medicación o acude al médico.

Si el dolor de cabeza se convierte en migraña, necesitas medicación y reposo para combatirlo. Puede ver a su médico si sus migrañas son debilitantes y necesita una receta para combatirlas.

- Las migrañas son un síntoma común de la abstinencia del café porque la falta de cafeína reduce el flujo sanguíneo y la actividad eléctrica en el cerebro.

Desaparecerá después de unos días sin café a medida que su cerebro se acostumbre a la falta de café y se adapte en consecuencia.

Ejercicio y meditación para lidiar con el estrés.

Si usa el café como una forma de mantenerse activo y lidiar con el estrés, puede encontrar otras formas de lidiar con el estrés o la agitación. Puedes reemplazar tu taza de café de la mañana con un picnic para comenzar tu día lleno de actividad física. También puedes tomar una clase de yoga por la mañana para empezar el día sin café.

- Si te sientes nervioso o enojado durante el día porque no puedes tomar café, puedes meditar durante cinco minutos. Busque un lugar tranquilo, con poca luz y siéntese en una posición cómoda. Cierra los ojos y piensa en un lugar tranquilo y cómodo para ti. Puede ser la playa, la montaña o incluso tu dormitorio. Siéntate durante cinco

minutos y concéntrate en ese lugar tranquilo.
- También puedes usar el ejercicio y la meditación para despejar tu mente del antojo de café y café. Cuando quieras café, puedes meditar, caminar o correr para que ni siquiera pienses en el café.

Sustituya el café por un hábito más saludable

La recuperación del consumo excesivo de café no es fácil. De hecho, es un proceso a largo plazo. Para los trabajadores que consumen café en exceso, cada día es un reto único, y puede que nunca se sientan normales sin él. Para ayudar en el camino de la recuperación, una persona que encuentra el café molesto debe desarrollar rutinas, actividades y comportamientos saludables para reemplazar el hábito dañino.

La mayoría de los trabajadores sienten que es imposible limitar la cantidad de café que consumen. Es muy común fijarse una meta con altos estándares sin hacer un buen plan.

Vencer un mal hábito puede llevar más tiempo que formar uno nuevo, pero en el proceso de formación de un nuevo hábito positivo, estás rompiendo poco a poco con el negativo.

Tienes que establecer un objetivo alcanzable. Tengo que repetirlo: necesitas establecer un objetivo alcanzable y seguir pasos específicos para romper este mal hábito y formar uno nuevo y positivo:

Adoptar un plan diario fácil de aplicar fuera del trabajo.

A continuación, se muestra una conversación entre dos compañeros de trabajo que escuché mientras iba al trabajo por la mañana:

"¿Cómo has conseguido reducir tu café a uno solo cada mañana en el trabajo?"

. . .

"Bueno, me inventé un mantra y me dije a mí mismo: "¡Hombre, no necesitas café!".

"Hmm... ¡cuéntame más!"

"Te voy a contar las cosas que estoy haciendo antes de ir a trabajar. En primer lugar, estoy durmiendo bien y con una media de no menos de siete horas y media cada noche. Por la mañana, me levanto mucho antes que antes y desayuno con energía y sin prisas. Antes de salir del trabajo, me pongo la ropa de deporte y me dirijo al gimnasio. Cuando llego a casa, como fruta o algo ligero, me relajo y me acuesto más o menos a la misma hora todas las noches, normalmente entre las 23 y las 24 horas. Ahora he establecido una rutina en la que el café no tiene cabida en ningún sitio, y gracias a la aplicación de este plan, he conseguido reducir mi consumo de café."

Recuerda: Formar una buena rutina es crucial para tu éxito.

- Escuche música a todo volumen.

Escuchar música a todo volumen, especialmente por la mañana antes de ir a trabajar, puede tener los mismos efectos que beber café.

- Intenta hacer ejercicio por la mañana.

Ya sé lo que vas a decir: "Tengo familia, responsabilidades, compromisos sociales, etc. No tengo tiempo para hacer ejercicio por la mañana". Sí, nuestra agenda está muy ocupada. No me refiero a hacer ejercicio todas las mañanas, pero si estableces un horario semanal para hacer ejercicio algunos días a la semana, sólo te beneficiarás a ti mismo. Está ampliamente documentado que la actividad física tiene grandes efectos sobre la salud física y mental, y está demostrado que el ejercicio puede ayudar en el tratamiento del abuso y la dependencia de estimulantes. Considere la posibilidad de ir a su parque más cercano para hacer un footing de veinte minutos para realizar ejercicios cardiovasculares, así como entrenamiento con pesas.

- Chocolate.

Ya sabes a qué me refiero. El chocolate, nuestro eterno amor. Contiene cafeína, especialmente el chocolate negro. Deberías coger un trozo por la mañana e incluirlo en tu desayuno. Este puede ser un gran alimento cuando te sientes cansado o con sueño sin una taza de café. Come una barra de chocolate negro cuando tengas dolor de cabeza o cuando sientas falta de energía, especialmente durante la fase inicial de no tomar café.

También puede disfrutar de una barra de chocolate negro si puede pasar siete días sin café y mantener un estilo de vida sin café

- ¡Una manzana al día mantiene alejado el café!

La fructosa, o el azúcar de la fruta, puede despertarte y preparar tu sistema para que empiece a funcionar, ¡lo que aumentará tu energía!

- Bebe té de hierbas.

Una de las alternativas más populares al café es el té de hierbas. Puede elegir tés de hierbas que contengan cafeína, como el té verde, o tés de hierbas sin cafeína, como la manzanilla. El té de hierbas puede ser bueno para beber por la mañana y durante todo el día, ya que te calienta y te calma un poco, pero sigue siendo suave y no te pondrá nervioso. También se ha demostrado que el té es beneficioso para la salud, ya que es rico en antioxidantes.

Si decide beber té de hierbas en lugar de café, investigue y pruebe diferentes tés para encontrar el adecuado para usted. Es posible que desee beber un té más ligero por la mañana, como el té blanco, y un té más fuerte por la tarde, como el té verde o el té oolong. Luego puede beber té descafeinado por la noche para dormir bien.

- Bebe agua caliente.

Si bien el agua caliente puede no parecer un sustituto del café, puede ayudarlo a mantenerse hidratado durante todo el día y darle la ilusión de una taza de café caliente.

. . .

Puede agregar una rodaja de limón o una naranja al agua caliente para darle más sabor, pero tenga cuidado con esta opción si tiene reflujo ácido o úlcera de estómago, ya que los cítricos pueden agravar el dolor de estómago.

- Intenta evitar las comidas ricas en carbohidratos durante la pausa del almuerzo.

Comer comidas altas en carbohidratos como la comida rápida (hamburguesas, pizza, etc.), así como generosas porciones de pasta, puede hacer que te sientas somnoliento en una hora y que vayas de camino a la cafetera.

- Aléjate todo lo que puedas de las tentaciones.

Sé que el lugar de trabajo está lleno de tentaciones. Especialmente cuando hablamos de café. Intenta no caer en la tentación cuando veas a tus compañeros de trabajo beber una taza tras otra. Si es posible, considera la posibilidad de trabajar en un lugar alejado de las cafeteras. Sí, ¡incluso el sonido de la preparación del café puede distraerle y tentarle!

Trabajo en una empresa emergente de consultoría y recientemente nos hemos trasladado a nuestra nueva oficina. Antes de eso, trabajábamos en una oficina de espacio abierto rodeados de muchas cafeteras diferentes. Mi colega solía rellenar su taza con café caliente entre cuatro y cinco veces al día. Ahora que no tenemos máquinas, limita su consumo a la única taza que trae de casa.

- Mide tus progresos.

Llevar la cuenta de tus progresos es vital. ¿Por qué?

Al igual que todo lo que has puesto en marcha, el seguimiento de tu progreso puede ayudarte a detectar los errores que te impiden alcanzar tus objetivos, uno de los cuales es (¡ojalá!) reducir el consumo de café más fácil y rápidamente. Como afirmaría el escritor de The Compound Effect, hacer un seguimiento de cada acción relacionada con el área de la vida que quieres mejorar te ayuda a ser más consciente de tus elecciones.

¿Hiciste ejercicio por la mañana a lo largo de la semana?

¿Escuchaste tus canciones favoritas mientras ibas al trabajo?

¿Enriqueciste tus comidas con alimentos ricos en proteínas?

Además, ¿limitó las calorías altas en carbohidratos? Todo lo nuevo que añada a su estilo de vida puede medirse como progreso.

Puede hacerlo llevando un diario de sus logros diarios, lo que le hará mucho más consciente de su progreso.

. . .

Un estudio de la Escuela de Negocios de Harvard sobre 12.000 anotaciones en el diario de 238 empleados de siete empresas concluyó que, al llevar un registro de sus logros cada día, se motivaban más para alcanzar sus objetivos, liberando endorfinas por todo el cuerpo. Además, no podían esperar a que llegara el siguiente logro. ¿Lo sientes?

Otro hábito que podrías mantener en tu vida para poder superar la adicción al café es precisamente aceptarlo en tu vida, pero de una manera diferente

- Huele el café y quédate cerca de ti.

No evite las cafeterías o las tazas de café que huelen mal. A veces el aroma de una taza de café puede resultar muy agradable, aunque no sea para ti. El café puede ser social y es posible que pierda citas con amigos para conversar en la cafetería.

Debe darse la oportunidad de encontrarse con amigos en una cafetería local, pero reemplace su café con té de hierbas o agua caliente. De esta manera, aún obtendrá los beneficios sociales de conversar sobre bebidas calientes sin tener que tomar café.

- Acostúmbrate a hacer bebidas alternativas al café.

Otro elemento del café que puedes perder es la costumbre de preparar tu taza de café matutino. Acostúmbrese a preparar un sustituto del café que sea tan importante y esencial como su taza de café. Con el tiempo, es probable que lo disfrutes más, porque puedes hacerlo de la forma que quieras.

Si su alternativa es el té, tal vez quiera leer "Cómo hacer té" correctamente. También puede invertir en un infusor de té, que puede poner en su tetera o taza de viaje para remojar adecuadamente las hojas de té sueltas.

- Nota lo renovado y tranquilo que te sientes después de salir de la cafetería.

Muchas personas que dejan el café de forma permanente se sienten tranquilas, alertas y satisfechas. Una vez que supere los síntomas de abstinencia, sentirá menos antojos de café y sentirá que puede dejar de fumar por completo.

Puedes decidir tomar menos café, pero hazlo una vez. Esto significa beber té por la mañana y luego una taza de café por la tarde, o simplemente beber té un día y luego una taza de café al día siguiente.

Otra opción es tomar café periódicamente, es decir, tomar café durante un mes y luego parar por un mes. Luego, durante el próximo mes, puedes tomar más café poco a poco para fortalecer tu resistencia. Con el tiempo, su cuerpo se acostumbra a la cafeína y puede volverse inmune a sus efectos, especialmente si bebe café con regularidad. Esta rutina regular puede permitir que su cuerpo mantenga el equilibrio y sienta los efectos de la cafeína a un ritmo moderado.

6

TRES TIPS ADICIONALES PARA EMPODERAR TUS ESFUERZOS

Hay muchos trucos que puedes aplicar para evitar el café en el trabajo. Nunca es del todo blanco o negro, y siempre puedes ajustar tu plan sobre la marcha. Todo el mundo es diferente.

Sin embargo, hay distintos consejos que puedes seguir para tener éxito en tus esfuerzos. En las siguientes secciones, le presento algunos consejos adicionales -y prácticos- que pueden ser muy útiles para reducir el consumo.

Consejo #1

El consejo #1 tiene que ver con la cantidad de dinero que gastas en café cada día. Yo soy una persona que gasta dinero en café (y también me lo hago yo mismo), así que los gastos nunca son tan elevados. Sin embargo, si nunca te haces el café, una forma eficaz de controlar tu consumo de cafeína es establecer un presupuesto mensual para el café.

Comprar café (a veces dos o tres veces al día), ¡acumula unos costes enormes!

Si el capuchino medio cuesta entre tres y cinco dólares, probablemente estés gastando casi treinta dólares en café cada semana (con un horario de trabajo de cinco días). Si quiere información a gran escala, eso supone más de 100 dólares al mes. Si miramos al futuro en treinta años, ¡el coste sería de unos 36.000 dólares! Eso podría ser la matrícula de la universidad, por ejemplo.

Empieza por fijar tu presupuesto mensual en unos 70 dólares, lo que supone una media de algo más de 17 dólares a la semana. Lleva un registro de lo que has gastado en café durante el mes. El mes siguiente, intenta reducir tu presupuesto a 50 dólares al mes. No tienes que bajar de esta cantidad si no quieres. Si consigues gastar alrededor de 50 dólares al mes en café y cafeína, ¡ya has hecho un progreso significativo!

Sugerencia #1

Establezca un presupuesto específico (mensual) para gastar en café y divídalo en cuatro semanas. A medida que pase el tiempo, considere la posibilidad de disminuir su presupuesto.

Consejo #2

Otro truco sencillo que practiqué fue jugar con las cápsulas Nespresso (este truco sólo se aplica a los trabajadores que utilizan una cafetera espresso y usan cápsulas).

En combinación con el consejo extra del capítulo anterior, este truco me ayudó a mantener el equilibrio.

. . .

Así que, cada lunes, traía exactamente quince cápsulas de Nespresso que ponía en el cajón de mi escritorio. Me comprometí a tomar café sólo de estas cápsulas. Las semanas siguientes puse diez cápsulas Nespresso en mi cajón, y al cabo de varios meses sólo tenía cinco cápsulas de café expreso.

Tal y como indican en The Compound Effect, el éxito es un proceso a largo plazo y se deriva de pequeños pasos diarios que te comprometes a poner en marcha. Con mi consumo de café, hubo un descenso constante, hasta llegar a beber sólo cinco tazas a la semana o menos.

Sugerencia #2

Puedes conseguir resultados significativos a un ritmo lento y constante.

Consejo #3

Seguramente sabes que el impacto que pueden tener los amigos/colegas en tu comportamiento es inmenso.

Entonces, ¿cómo pueden los amigos/colegas influir en tu necesidad de beber café?

Es muy fácil adquirir los malos hábitos cuando se pasa mucho tiempo con las mismas personas en el trabajo.

Ese es el poder de la amistad y la socialización.

¿Recuerdas cuando eras un niño y los otros niños no querían jugar contigo si no jugabas al fútbol? Puede que te gustara el baloncesto, o cualquier otro deporte. Sin embargo, para ser aceptado por el equipo, tenías que jugar al fútbol.

Era el "código de conducta" para la socialización. ¿Por qué no aprovecharlo? ¿Por qué no jugar al fútbol y mejorar tu habilidad con los pies? ¿Por qué no unirse a una compañía de no bebedores de café y descubrir que hay muchas otras bebidas de las que disfrutar, aparte del café?

Sugerencia #3

. . .

Rodéate o ponte al día con colegas que no beban café.

Reflexiones finales/Conclusión

Ahora que hemos llegado al final, vamos a resumir los puntos clave del programa de 4 pasos, para que puedas beneficiarte al máximo de este libro:

- El paso #1 trata de la "aceptación" del consumo incontrolable de café, porque ningún otro paso funcionará si no aceptas realmente que eres adicto al café.
- El paso #2 se dirige a una de las principales razones por las que consumes café en exceso: tu verdadera falta de energía en el trabajo. Proporciona orientación sobre los hábitos nutricionales adecuados que le ayudarán a obtener la energía que necesita en el trabajo.

- El Paso #3 refuerza el Paso #2. Se le enseña cómo construir la mentalidad correcta a través de la meditación y la atención plena, ¡herramientas extremadamente poderosas en la sociedad actual! El Paso #4 detalla por qué dejar de fumar puede ser la opción más fácil para un adicto, pero también la peor. En su lugar,
- El paso #4 propone reemplazar el mal hábito (el consumo excesivo de café) por uno bueno (un horario de sueño saludable), un ladrillo a la vez, ¡lo que llevará al éxito!

Recuerda que este tipo de hábitos no solo afecta tu rendimiento laboral o social, sino también tu salud y la de los que te rodean. Recuerda siempre tomar todo con moderación y disfrutar de cada momento.

¡Es hora de marcar la diferencia en tu vida!